全国卫生职业院校学习笔记系列丛书

病理学学习笔记

主 编 方义湖 章晓红
副主编 李 萱 彭发全 于海胜 张可丽
编 者 （按姓氏汉语拼音排序）
　　　　曹 柳　陈燕枝　方义湖　洪泰山
　　　　李 萱　彭发全　汪 炜　于海胜
　　　　张可丽　章晓红　郑态平

科学出版社
北 京

· 版权所有　侵权必究 ·

举报电话：010-64030229；010-64034315；13501151303（打假办）

内 容 简 介

本书是以《病理学》教材为蓝本编写的配套教辅教材，根据高等卫生职业学校的培养目标编写而成，并顺应学生的学情特点作了适当的删减。本书共分十章，内容包括总论和各论两部分，总论包括绪论，细胞、组织的适应、损伤与修复，局部血液循环障碍，炎症及肿瘤。各论包括心血管系统疾病、呼吸系统疾病、消化系统疾病、泌尿系统疾病、生殖系统及乳腺疾病、传染病。

图书在版编目(CIP)数据

病理学学习笔记/方义湖，章晓红主编．—北京：科学出版社，
2016.3
（全国卫生职业院校学习笔记系列丛书）
ISBN 978-7-03-030790-3

Ⅰ.病… Ⅱ.①方…②章… Ⅲ.病理学－高等职业教育－教学参考资料 Ⅳ.R36

中国版本图书馆 CIP 数据核字（2016）第 039950 号

责任编辑：张立丽／责任校对：彭　涛
责任印制：赵　博／封面设计：金舵手世纪

版权所有，违者必究。未经本社许可，数字图书馆不得使用

科 学 出 版 社 出版
北京东黄城根北街 16 号
邮政编码：100717
http://www.sciencep.com

安泰印刷厂 印刷
科学出版社发行　各地新华书店经销
*
2016 年 3 月第 一 版　　开本：787×1092　1/16
2016 年 3 月第一次印刷　　印张：9 1/2
字数：225 000
定价：29.80 元
（如有印装质量问题，我社负责调换）

前　言

随着医学教育改革的不断发展,卫生职业教育越来越受到关注和重视,为适应我国卫生职业教育教学发展和改革的需要,根据教育部颁布的有关指导性文件精神,我们组织编写了《病理学学习笔记》教辅教材。

本书强调"必需、够用、精炼、实用",注重临床技能培养,突出实用性,真正体现以学生为中心的编写理念。方便学生掌握教材内容、巩固所学知识、应对考试和技能考核。本书结合教学实践,将教材内容分为"学习内容提炼"和"模拟试题测试"两部分。"学习内容提炼"部分包括了各章的主要内容,准确而又精炼地阐述了各章的知识点,涵盖重点和考点,方便学生对教材内容的复习和掌握。"模拟试题测试"部分以各类考试为准,题型种类丰富,内容紧扣知识点,便于学生练习和提高。同时,本书文后附有参考答案,方便学生自评。

由于时间仓促,加之编者水平有限,本书中难免存在疏漏之处,恳请各位师生和读者给予批评指正,以便对其修改和完善。

编　者
2016 年 1 月

目　录

绪论 …………………………………………………………………（ 1 ）
第一章　细胞、组织的适应、损伤及修复 ……………………（ 6 ）
第二章　局部血液循环障碍 ……………………………………（ 20 ）
第三章　炎症 ……………………………………………………（ 31 ）
第四章　肿瘤 ……………………………………………………（ 43 ）
第五章　心血管系统疾病 ………………………………………（ 57 ）
第六章　呼吸系统疾病 …………………………………………（ 74 ）
第七章　消化系统疾病 …………………………………………（ 88 ）
第八章　泌尿系统疾病 …………………………………………（ 104 ）
第九章　生殖系统及乳腺疾病 …………………………………（ 113 ）
第十章　传染病 …………………………………………………（ 125 ）
参考答案 …………………………………………………………（ 145 ）

绪 论

【学习内容提炼，涵盖重点考点】

一、病理学概念

病理学是一门研究疾病发生发展规律的医学基础学科，揭示疾病的病因、发病机制、病理改变和转归。

二、病理学的内容和任务

病理学教学内容分为总论和各论两部分。总论主要是研究和阐明存在于各种疾病的共同的病因、发病机制、病理变化及转归等的发生、发展规律，属普通病理学（general pathology），包括细胞、组织的适应、损伤及修复，局部血液循环障碍，炎症和肿瘤等章节。

各论是研究和阐明各系统（器官）的疾病病因、发病机制及病变发生、发展的特殊规律，属系统病理学（systemic pathology），包括心血管系统疾病、呼吸系统疾病、消化系统疾病、泌尿系统疾病、生殖系统及乳腺疾病、传染病等。

三、病理学在医学中的地位

病理学需以基础医学中的解剖学、组织胚胎学、生理学、生物化学、细胞生物学、分子生物学、微生物学、寄生虫学和免疫学等为学习的基础，同时又为临床医学提供学习疾病的必要理论。因此，病理学在基础医学和临床医学之间起着十分重要的桥梁作用。

四、病理学的研究方法

（一）人体病理学研究方法

1. 尸体剖验（autopsy） 简称尸检，即对死亡者的遗体进行病理剖验，是病理学的基本研究方法之一。

2. 活体组织检查（biopsy） 简称活检，即用局部切取、钳取、细针吸取、搔刮和摘取等方法，从患者身体获取病变组织进行病理检查。活检是目前研究和诊断疾病广为采用的方法，特别是对肿瘤良、恶性的诊断上具有十分重要的意义。

3. 细胞学检查（cytology） 是通过采集病变处脱落的细胞，涂片染色后进行观察。

（二）实验病理学研究方法

1. 动物实验 运用动物实验的方法，可以在适宜动物身上复制出某些人类疾病的模型，并通过疾病复制过程可以研究疾病的病因学、发病学、病理改变及疾病的转归。

2. 组织培养和细胞培养 将某种组织或单个细胞用适宜的培养基在体外培养，可以研究在各种病因作用下细胞、组织病变的发生和发展。

五、病理学观察方法和新技术的应用

1. 大体观察 运用肉眼或辅以放大镜、量尺和磅秤等工具对大体标本及其病变性状（外形、大小、重量、色泽、质地、表面及切面形态、病变特征等）进行细致的观察和检测。

2. 组织和细胞学观察 将病变组织制成切片，经不同的方法染色后用显微镜观察，通过分析和综合病变特点，可作出疾病的病理诊断。

3. 组织化学和细胞化学观察 通过应用某些能与组织细胞化学成分特异性结合的染色试剂，显示病变组织细胞的化学成分的改变，从而加深对形态结构改变的认识和代谢改变的了解，特别是对一些代谢性疾病的诊断有一定的参考价值。

4. 免疫组织化学观察（immunohistochemistry） 除了可用于病因学诊断和免疫性疾病的诊断外，更多的是用于肿瘤的病理诊断。

5. 超微结构观察 利用电镜观察亚细胞结构或大分子水平的变化来了解组织和细胞最细微的病变，并可与功能和代谢的变化联系起来，加深对疾病基本病变、病因和发病机制的了解。

6. 流式细胞术（flow cytometry, FCM） 不仅可作为诊断恶性肿瘤的参考指标，还可反映肿瘤的恶性程度和生物学行为；亦可用于对不同功能的淋巴细胞进行精确的亚群分析，对临床免疫学检测起到重要作用。

7. 图像分析技术（image analysis） 主要应用于核形态参数的测定，用以区别肿瘤的良恶性，区别癌前病变和癌、肿瘤的组织病理分级以及判断预后等。

8. 分子生物学技术 可应用于遗传性疾病的研究和病原体的检测，以及将肿瘤的病因学、发病学、诊断和治疗等方面的研究提高到了基因分子水平。

六、病理学的发展史

1. 器官病理学（organ pathology）。
2. 细胞病理学（cellular pathology）。
3. 超微结构病理学（ultrastructural pathology）。
4. 免疫病理学（immunopathology）、分子病理学（molecular pathology）、遗传病理学（genetic pathology）、定量病理学（quantitative pathology）。

模拟试题测试，提高应试能力

一、名词解释
1. 基本病理过程　　2. 尸体剖验
3. 活体组织检查　　4. 细胞学检查

二、选择题（以下每一考题下面有 A、B、C、D 4 个备选答案，请从中选一个最佳答案）

1. 下面有关病理学的叙述错误的是（　　）
A. 现代病理学可分为病理学（又称病理解剖学）和病理生理学两门学科
B. 病理学（病理解剖学）偏重于疾病的功能代谢变化，病理生理学则侧

重于疾病的形态变化

C. 病理学以基础医学各学科为基础，为临床医学各学科提供重要的背景知识，在两者之间起到重要的桥梁作用

D. 病理学是一门实践性和实用性均很强的学科，是许多疾病特别是肿瘤的最后确诊手段

2. 有关细胞学检查的说法错误的是（　　）

A. 方法简便

B. 病人痛苦小

C. 结果准确，多数不需配合活检证实

D. 多用于肿瘤的诊断和普查

3. 下列哪项不是病理学的研究方法（　　）

A. 尸检　　　B. 活检　　　C. 动物实验　　　D.X 线检查

4. 下列说法正确的是（　　）

A. 症状是指疾病的客观表现，能用临床检查的方法查出

B. 体征是病人主观上的异常感觉和病态改变

C. 不同疾病可出现相同的症状体征，相同的疾病也可出现不同的症状体征

D. 相同的病理变化可发生在不同的疾病中，一种疾病只能有一种病理变化

5. 下列关于死亡的说法错误的是（　　）

A. 死亡是生命活动的终止

B. 个体死亡时体内细胞同时死亡

C. 死亡可分为生理性和病理性两种

D. 病理性死亡远多于生理性死亡

6. 疾病发生必不可少的因素是（　　）

A. 疾病发生的原因　　　　B. 疾病发生的条件

C. 疾病发生的诱因　　　　D. 疾病的外因

7. 整体死亡的标志是（　　）

A. 心搏停止　　　B. 脑死亡　　　C. 呼吸停止　　　D. 脑电波处于零电位

8. 疾病发生发展的方向取决于（　　）

A. 病因的数量和强度　　　　B. 诱因

C. 机体的抵抗力　　　　　　D. 损伤与抗损伤力量的对比

9. 下列不符合完全康复标准的是（　　）

A. 致病因素已经消除

B. 疾病发生的损伤性变化完全消失

C. 劳动能力完全恢复

D. 机体通过代偿才能维持内环境的相对稳定

10. 病人濒死期的变化是（　　）

A. 脑干以上部位处于深度抑制状态

B. 延髓处于深度抑制状态

C. 全脑功能永久性丧失

D. 小脑功能丧失

11. 仅在生物学死亡期出现的变化是（　　）

A. 心搏、呼吸停止

B. 脑神经反射消失

C. 所有组织细胞仍保持微弱的代谢活动

D. 尸冷、尸僵、尸斑

12. 下列不宜作为脑死亡判断指标的是（　　）

A. 心搏停止　　　　　　　　B. 自主呼吸停止

C. 脑神经反射消失　　　　　D. 瞳孔散大或固定

13. 致病因素作用于机体至出现最初症状前的阶段是（　　）

A. 前驱期　　　　　　　　　B. 潜伏期

C. 症状明显期　　　　　　　D. 转归期

三、问答题

1. 简述尸体解剖及活体组织检查的意义。
2. 举例说明基本病理过程和疾病的关系。

第一章

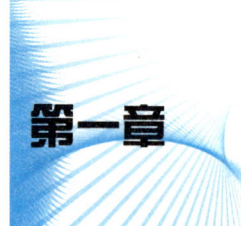

细胞、组织的适应、损伤及修复

【学习内容提炼，涵盖重点考点】

第一节 细胞、组织的适应

一、概述

细胞和其构成的组织、器官能耐受内外环境各种有害因子的刺激作用而得以存活的过程称为适应。在形态上表现为萎缩、肥大、增生和化生。

二、萎缩

（一）概念

萎缩（atrophy）是指已发育正常的实质细胞、组织、器官的体积缩小。

（二）病理改变

肉眼—小、轻；镜下—实质细胞缩小、减少；间质增生。

（三）类型

1. **生理性萎缩** 人体许多组织、器官随着年龄增长自然地发生生理性萎缩，如老年性萎缩。

2.病理性萎缩

（1）营养不良性萎缩：可分为局部营养不良性萎缩和全身营养不良性萎缩，后者如饥饿和恶性肿瘤的恶病质，脑动脉粥样硬化引起的脑萎缩。

（2）压迫性萎缩：如肾盂积水引起的肾萎缩。

（3）失用性萎缩：即长期工作负荷减少所引起的萎缩。

（4）神经性萎缩：如神经损伤所致的肌肉萎缩。

（5）内分泌性萎缩：如垂体肿瘤所引起的肾上腺萎缩。

三、肥　大

（一）概念

肥大（hypertrophy）是指细胞、组织和器官体积的增大。

（二）类型

1. 代偿性肥大　细胞肥大多具有功能代偿的意义。
2. 内分泌性肥大　由激素引发的肥大称为内分泌性肥大。
3. 生理性肥大　妊娠期妇女子宫增大。
4. 病理性肥大　高血压心肌肥厚—晚期心力衰竭。

四、增　生

（一）概念

增生（hyperplasia）是指实质细胞的增多，可导致组织器官体积的增大。

（二）类型

1. 生理性增生　生理条件下发生的增生。如女性青春期乳腺的发育。
2. 病理性增生　在病理条件下发生的增生。雌激素异常增高，导致乳腺的增生。肥大和增生是两个不同的过程，但常常同时发生，并且可因同一机制而触发。例如，妊娠期子宫既有平滑肌细胞数目的增多，又有单个平滑肌的肥大。对于不能分裂的细胞（如心肌细胞），则只会出现肥大，而不会出现增生。

五、化 生

（一）概念

化生（metaplasia）是指一种分化成熟的组织转化为另一种分化成熟组织的过程。是组织内未分化细胞向另一种细胞分化的结果，通过改变类型来抵御外界不利环境的一种适应能力。

化生→非典型增生→癌变。

（二）类型

1. 上皮性　胃黏膜腺上皮→肠上皮化生。

小肠或者大肠型黏膜特征，常见于慢性萎缩性胃炎、胃溃疡。

柱状上皮（气管、子宫颈、胆囊）→鳞状上皮化生。

气管、支气管黏膜

子宫颈————→ 这往往都是炎症刺激的结果，机体对不良刺激的防御反应。

2. 间叶性　纤维结缔组织→骨、软骨；骨骼肌→骨。

第二节　细胞、组织的损伤

一、原因和发生机制

（一）原因

细胞、组织的损伤原因包括缺氧、物理因子、化学因子和药物、感染性因子、免疫反应、遗传因素、营养不均衡。

（二）一般分子生物学机制

1. ATP 的耗竭。
2. 氧和氧源性的自由基。
3. 细胞内游离钙的增高。
4. 膜通透性的损伤。
5. 不可逆性的线粒体的损伤。

二、形态学变化

（一）变性

1. 概念　变性（degeneration）是指细胞或细胞间质受损伤后因代谢发生障碍所致的某些可逆性形态学变化。表现为细胞质内或间质中出现异常物质或正常物质异常增多。

2. 类型

（1）细胞水肿（cellular swelling）：细胞内水分增多，使细胞肿胀，也称水样变性、疏松水肿。

1）原因：缺氧、感染、中毒。

2）机制：细胞能量供应不足，细胞膜钠泵受损，引起细胞内Na^+和水潴留。

3）肉眼观：器官体积肿大，颜色苍白。常见于心、肝、肾的实质细胞。

4）镜下观：细胞肿大、胞质透明依病变轻重，分别呈颗粒变性，疏松样变，气球样变。

5）电镜：线粒体肿胀、内质网扩张。

（2）脂肪变性（fatty degeneration）：脂肪细胞以外的细胞中出现脂滴或细胞内三酰甘油的蓄积。

1）好发部位：肝细胞、心肌纤维、肾小管上皮。

2）发生原因：缺氧（脂肪酸氧化减少）；传染病：白喉（外毒素干扰脂肪酸氧化）；中毒：如酒精中毒；饥饿或营养不良（脂肪动员过多、合成类脂和脂蛋白量减少）；代谢病：如糖尿病时，肝细胞出现脂肪变性。

3）发病机制：脂肪合成与代谢途径障碍，导致中性脂肪堆积。

4）病理变化：好发于肝、肾、心。

肝脂肪变性（严重时为脂肪肝）；镜下：肝细胞内大小不等的透明空泡。

心肌脂肪变性→虎斑心。

影响：功能下降、坏死、结缔组织增生。

（3）玻璃样变（hyaline change）：又称透明变性。

类型：

1）细胞内玻璃样变：浆细胞中的Russell小体（见于慢性炎症时的浆细胞内病毒包含体）、酒精性肝病时肝细胞内Mallory小体（中间丝的聚集）、肾小管上皮细胞中玻璃样小滴（见于肾小球肾炎）；病毒性肝炎时肝细胞中出现嗜酸性小体。

2）纤维结缔组织玻璃样变：胶原纤维增宽融合，呈均质红染。见于陈旧瘢痕、浆膜炎。

3）细动脉玻璃样变：管壁增厚，有红染蛋白性物质沉积，管腔狭窄。见于高血压的肾脏、脾脏的血管。颗粒性固缩肾。

（4）黏液样变性：组织间质中类黏液物质增多。镜下：疏松间质，其中可见星芒状纤维细胞散在于灰蓝色黏液基质中。甲状腺功能低下时可出现。

（5）病理性色素沉着：指有色物质（色素）在细胞内外的异常蓄积，其中包括含铁血黄素、脂褐素、黑色素及胆红素等。含铁血黄素：生理上，肝、脾内可有少量的沉积，病理上出现心力衰竭细胞（肺淤血时）；细胞萎缩时，可出现脂褐素；不过正常情况下，附睾管上皮细胞、睾丸间质细胞和神经节细胞胞质内可含有少量脂褐素。

（6）病理性钙化

1）概念：指骨和牙齿以外的组织中有固体钙盐的沉积，包括转移性钙化和营养不良性钙化。

2）类型：营养不良性钙化多见。主要成分是碳酸钙、碳酸镁等。镜下：蓝色颗粒状或片块状。营养不良性钙化见于结核病、血栓、动脉粥样硬化、老年性主动脉瓣病变及瘢痕组织；转移性钙化见于甲状旁腺功能亢进、维生素D摄入过多，肾衰竭及某些骨肿瘤，常发生在血管及肾、肺和胃的间质组织。

（二）坏死

1. 概念　坏死（necrosis）是指活体内范围不等的局部组织细胞死亡。
2. 基本病变

细胞核：核固缩、核碎裂、核溶解。

细胞质：红染，进而解体。

细胞间质：崩解。

3. 类型

（1）凝固性坏死：坏死组织发生凝固，常保持轮廓残影。

1）好发部位：心肌、肝、脾、肾。

2）病理变化

①肉眼：组织干燥，灰白色。

②镜下：细胞结构消失，组织轮廓保存（早期）。

3）特殊类型：干酪样坏死（发生在结核病灶，坏死组织呈灰黄色，细腻。镜下坏死彻底，不见组织轮廓）。

（2）液化性坏死：坏死组织因酶性分解而变为液态。

1）好发部位：脑（乙型脑炎）、脊髓；胰腺（急性胰腺炎）；化脓菌感染、阿米巴感染、脂肪坏死。

2）病理变化：坏死组织分解液化。

3）特殊类型：脂肪坏死（分为创伤性、酶解性，分别好发于乳腺、胰腺）。

（3）坏疽（gangrene）：大块组织坏死后继发腐败菌感染所形成的特殊形态改变。

干性坏疽：好发于四肢末端，坏死组织干燥，边界清楚；一般无淤血；感染较轻，全身中毒症状轻。

湿性坏疽：好发于肠管、胆囊、子宫、肺，坏死组织湿润、肿胀，边界欠清；局部有淤血，腐败菌感染重，全身中毒症状明显。

气性坏疽：常继发于深达肌肉的开放性创伤，由产气荚膜杆菌引起，坏死组织内含气泡呈蜂窝状。

（4）纤维素性坏死（fibrinoid necrosis）：坏死组织呈细丝、颗粒状，似红染的纤维素。

1）好发部位：结缔组织和血管壁。

2）疾病举例：急进性高血压、风湿病、系统性红斑狼疮、结节性动脉炎、胃溃疡等。

4. 结局

（1）局部炎症反应：由细胞坏死诱发。

（2）溶解吸收：坏死组织溶解后常由淋巴管、血管吸收或被巨噬细胞吞噬清除。

（3）分离排出形成缺损：表现为糜烂、溃疡、空洞、瘘管、窦道。

（4）机化：肉芽组织取代坏死组织的过程。

（5）包裹、钙化：前者指纤维组织包绕在坏死组织周围，后者指坏死组织中钙盐的沉积。

（三）凋亡

凋亡（apoptosis）是指活体内单个细胞或小团细胞在基因调控下的程序性死亡。死亡细胞的细胞膜不破裂，不引发死亡细胞的自溶，不引起急性炎症反应。

形态：

1. 细胞收缩：体积变小，胞质致密，强嗜酸性，细胞器紧密地聚集在一起。
2. 染色质的浓缩：染色质在核膜下边集，核崩解。
3. 凋亡小体的形成。
4. 凋亡细胞。

举例：病毒性肝炎时肝细胞内的嗜酸性小体即是肝细胞凋亡的体现。

另外，凋亡和凝固性坏死在细胞死亡的机制和形态学表现上也有一定的重叠之处，如高浓度自由基诱导细胞坏死，低浓度自由基则诱导细胞凋亡；核固缩、核碎裂和核染色质的边集既是细胞坏死的表现，也见于凋亡过程。

第三节　损伤的修复

损伤的修复包括两种不同的过程和结局——再生和纤维性修复。

一、再　生

（一）概念

组织损伤后，由损伤周围的同种细胞来修复称为再生（regeneration）。

（二）再生的类型

1. 完全再生　指再生细胞完全恢复原有组织、细胞的结构和功能。
2. 不完全再生　经纤维组织发生的再生，又称瘢痕修复。

（三）组织的再生能力

1. 不稳定细胞（labile cells）　如表皮细胞、呼吸道和消化道黏膜上皮细胞、男性及女性生殖器官管腔的被覆细胞、淋巴及造血细胞、间皮细胞等。大多数这些组织中，再生是由可向多个方向分化的干细胞来完成的。

2. 稳定细胞（stable cells） 包括各种腺体或腺样器官的实质细胞。受到刺激时，细胞进入 G_2 期。如肝（肝切除、病毒性肝炎后肝组织的再生）、胰、涎腺、内分泌腺等。还包括原始的间叶细胞及其分化出来的各种细胞。

3. 永久性细胞（permanent cells） 包括神经细胞、骨骼肌细胞和心肌细胞。

（四）各种组织的再生

1. 上皮组织的再生

（1）被覆上皮再生：鳞状上皮缺损时，由创缘或底部的基底层细胞分裂增生，向缺损中心迁移，先形成单层上皮，后增生分化为鳞状上皮。

（2）腺上皮再生：其再生情况因损伤状态而异。腺上皮缺损腺体基膜未破坏，可由残存细胞分裂补充，可完全恢复原来腺体的结构；腺体构造（包括基膜）完全破坏时则难以再生。

2. 纤维组织的再生　受损处的成纤维细胞在刺激作用下分裂、增生。

3. 软骨组织和骨组织的再生　软骨起始于软骨膜增生，骨组织再生能力强，可完全修复。

4. 血管的再生

（1）毛细血管的再生：生芽方式。

（2）大血管修复：大血管离断需手术吻合，吻合处两侧内皮细胞分裂增生，互相连接，恢复原来的内膜结构。离断的肌层不易完全再生。

5. 肌肉组织的再生　肌组织再生能力很弱。横纹肌肌膜存在、肌纤维未完全断裂时，可恢复其结构；平滑肌有一定的分裂再生能力，主要是通过纤维瘢痕连接；心肌再生能力极弱，一般是瘢痕修复。

6. 神经组织的再生　脑及脊髓内的神经细胞破坏后不能再生。外周神经受损时，若与其相连的神经细胞仍然存活，可完全再生；若断离两端相隔太远、两端之间有瘢痕等阻隔等原因时，形成创伤性神经瘤。

二、肉芽组织

（一）概念

肉芽组织（granulation tissue）是由新生薄壁的毛细血管以及增生的成纤维细胞构成，并伴有炎性细胞浸润，肉眼表现为鲜红色、颗粒状、柔软湿润，形似鲜嫩的肉芽，故而得名。

（二）结构

肉芽组织包括新生毛细血管、成纤维细胞和炎细胞。

（三）作用

1. 抗感染保护创面。
2. 填补创口及其他组织缺损。
3. 机化或包裹坏死、血栓、炎性渗出物及其他异物。

（四）结局

瘢痕组织：是由肉芽组织经改建成熟形成的纤维结缔组织，对机体有利也有弊。

三、创 伤 愈 合

（一）皮肤创伤愈合的基本过程

1. 伤口早期的变化　伤口局部坏死、出血及炎症反应。早期以中性粒细胞浸润为主，3天后转为以巨噬细胞为主。
2. 伤口收缩　2～3日后伤口周围出现新生的肌成纤维细胞。
3. 肉芽组织增生和瘢痕形成：创伤后大约第3天开始；肉芽组织中的毛细血管垂直于创面生长，瘢痕中的胶原纤维（5～7天起由成纤维细胞产生，在局部张力的作用下）最终与皮肤表面平行。瘢痕在一个月左右完全形成。
4. 表皮和其他组织再生　创伤24小时内已经开始修复。

（二）创伤愈合的类型

根据损伤程度以及有无感染，创伤愈合可分为一期愈合和二期愈合。

一期愈合特点是：缺损小、无感染，炎症轻、少量肉眼组织、伤口收缩不明显，愈合时间短，形成的瘢痕小。

二期愈合特点是：缺损大，常伴感染，炎症重，大量肉芽组织，伤口收缩明显（肌成纤维细胞起重要作用，与胶原无关），愈合时间长，形成的瘢痕大。

（三）骨折愈合

1. 血肿形成。
2. 纤维性骨痂形成　骨折后 2～3 天，血肿开始由肉芽组织取代而机化，继而发生纤维化。肉眼及 X 线检查见骨折局部成梭形肿胀。1 周左右，形成透明软骨（多见于骨膜的骨痂区）。
3. 骨性骨痂的形成　纤维性骨痂分化出骨母细胞，并形成类骨组织，以后出现钙化，形成编织骨。纤维性骨痂中的软骨组织也转变为骨组织。
4. 骨痂改建或再塑　是在破骨细胞的骨质吸收以及骨母细胞的新骨质形成的协调作用下完成的。

（四）影响愈合的因素

全身因素：青少年、机体含充足维生素 C、含硫氨基酸时，愈合快。

模拟试题测试，提高应试能力

一、名词解释

1. 肥大　　　　2. 增生　　　　3. 萎缩　　　　4. 化生
5. 变性　　　　6. 坏死　　　　7. 再生　　　　8. 纤维性修复
9. 肉芽组织　　10. 坏疽　　　 11. 机化　　　 12. 溃疡
13. 玻璃样变性　14. 脂肪变性　 15. 修复　　　 16. 创伤愈合

二、选择题（以下每一考题下面有 A、B、C、D、E 5 个备选答案，请从中选一个最佳答案）

1. 关于萎缩的概念下述错误的是（　　）
   A. 细胞体积缩小　　B. 细胞数目减小　　C. 细胞功能降低
   D. 细胞适应减弱　　E. 器官体积缩小

2. 当尿路阻塞时，尿液在肾盂中潴留，引起肾体积增大，肾实质变薄，称为（　　）
   A. 变性　　B. 肥大　　C. 萎缩　　D. 增生　　E. 化生

3. 骨折时石膏固定后患肢可出现（　　）

A. 营养不良性萎缩　　B. 失用性萎缩

C. 压迫性萎缩　　D. 神经性萎缩

E. 内分泌性萎缩

4. 细胞内或间质中出现异常物质或正常物质堆积，称为（　　）

A. 代偿　　B. 适应

C. 变性　　D. 坏死

E. 凋亡

5. 最常见的变性是（　　）

A. 细胞水肿　　B. 脂肪变性

C. 玻璃样变性　　D. 纤维蛋白样变性

E. 黏液样变性

6. 脂肪变性是指（　　）

A. 脂肪细胞内出现了脂肪滴

B. 组织内出现了脂肪细胞

C. 正常不见或仅见少量脂肪滴的细胞质内出现脂肪滴或脂肪滴增多

D. 脂肪组织中脂肪滴增多

E. 器官内出现了脂肪细胞

7. 局部组织细胞代谢停止，功能丧失是（　　）

A. 变质　　B. 变性

C. 坏死　　D. 死亡

E. 萎缩

8. 细胞水肿和脂肪变性主要发生于（　　）

A. 脾、肾、肺　　B. 心、肝、肾

C. 心、肺、脾　　D. 肝、肾、脾

E. 肾、肺、脾

9. 最严重的组织损伤是（　　）

A. 水变性　　B. 脂肪变性

C. 玻璃样变性　　D. 坏死

E. 黏液样变性

10. 血管壁的玻璃样变常发生于（　　）

A. 细动脉　　B. 小动脉

C. 大动脉 D. 小静脉
E. 大静脉

11. 下列哪种变性实为组织坏死的一种表现（　　）
A. 玻璃样变性 B. 脂肪变性
C. 纤维蛋白样变性 D. 黏液样变性
E. 水变性

12. 判断细胞坏死的主要标志是哪项改变（　　）
A. 细胞膜 B. 细胞质
C. 细胞器 D. 细胞核
E. 细胞质

13. 坏死与坏疽的主要区别是（　　）
A. 病变部位不同 B. 病变范围不同
C. 病变性质不同 D. 有无腐败菌感染
E. 病变程度不同

14. 干性坏疽多发生于（　　）
A. 肢端 B. 肺
C. 肾 D. 脾
E. 肝

15. 下列无再生能力的是（　　）
A. 神经纤维 B. 神经细胞
C. 平滑肌细胞 D. 原始间叶细胞
E. 血管内皮细胞

16. 完全再生是指（　　）
A. 同种细胞的修复 B. 邻近细胞的修复
C. 纤维性修复 D. 手术修复
E. 瘢痕修复

17. 肉芽组织在光镜下的主要构成成分是（　　）
A. 炎症细胞及成纤维细胞 B. 成纤维细胞及胶原纤维
C. 新生的毛细血管及成纤维细胞 D. 毛细血管及胶原纤维
E. 炎症细胞及胶原纤维

18. 坏死组织逐渐被肉芽组织取代的过程称为（　　）

A. 纤维化 B. 机化
C. 钙化 D. 分化
E. 再生

19. 一种已分化成熟的组织转变为另一种分化成熟的组织的过程称为（　　）
A. 化生 B. 分化
C. 机化 D. 再生
E. 钙化

20. 下列情况不属于化生的是（　　）
A. 柱状上皮变为复层扁平上皮 B. 胃黏膜上皮变为肠型上皮
C. 肉芽组织变为瘢痕组织 D. 纤维组织变为骨组织
E. 结缔组织软骨化

21. 下述病变不是出现在细胞内的是（　　）
A. 细胞水肿 B. 脂肪变性
C. 玻璃样变性 D. 黏液样变性
E. 气球样变

22. 坏死组织的细胞结构消失，但组织结构的轮廓存在为（　　）
A. 干性坏疽 B. 湿性坏疽
C. 干酪样坏死 D. 液化性坏死
E. 凝固性坏死

23. 下列组织再生能力较强的是（　　）
A. 平滑肌 B. 心肌
C. 骨骼肌 D. 肝细胞
E. 神经细胞

24. 肉芽组织填补创口将转变为（　　）
A. 上皮组织 B. 瘢痕组织
C. 脂肪组织 D. 肌组织
E. 血管组织

25. 凋亡是细胞的（　　）
A. 液化性坏死 B. 干酪样坏死
C. 脂肪坏死 D. 固缩性坏死
E. 凝固性坏死

26. 胃黏膜肠上皮化生属于（　　）

A. 组织适应　　　　　B. 组织损伤

C. 损伤修复　　　　　D. 异常增生

E. 细胞萎缩

27. 外伤性骨折愈合的重要条件是（　　）

A. 正确复位固定　　　B. 合理用药

C. 预防感染　　　　　D. 防止活动

E. 加强营养

28. 有关坏疽，下列叙述错误的是（　　）

A. 坏疽是一种坏死　　B. 坏疽易见于肝脏

C. 坏疽局部颜色变黑　D. 坏疽分为干性、湿性和气性

E. 坏疽发生在与外界相通的脏器

29. 下列不属于适应性反应的是（　　）

A. 高血压时左心室肥大　　B. 脑动脉硬化所致脑萎缩

C. 支气管上皮鳞状上皮化生　D. 血管壁玻璃样变性

E. 子宫颈鳞状上皮化生

30. 下列组织再生能力最强的是（　　）

A. 腺体　　　　　　　B. 骨骼肌

C. 神经细胞　　　　　D. 软骨

E. 平滑肌

三、问答题

1. 简述细胞再生能力的分类并举例。

2. 简述肉芽组织的形态特点及功能。

3. 简述影响创伤愈合的因素及防治原则。

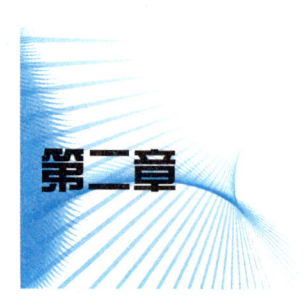

第二章 局部血液循环障碍

【学习内容提炼，涵盖重点考点】

第一节 充　　血

一、概　　念

器官或组织内血液含量异常增多称为充血（hyperemia）。

二、类　　型

1. 动脉性充血（arterial hyperemia）　器官或组织因动脉输入血量的增多而发生的充血，又称主动性充血（active hyperemia），简称充血。

（1）原因：生理、病理情况下，血管舒张神经兴奋或舒血管活性物质释放，使细动脉扩张，动脉血流入组织造成的。

（2）类型：生理性充血，炎症性充血，减压后充血（局部器官或组织长期受压，当压力突然解除后，细动脉发生反射性扩张引起的充血）。

（3）病变：器官、组织肿大，呈鲜红色，温度升高。

（4）后果：多为暂时性血管反应，对机体无重要影响和不良后果。

2. 静脉性充血（venous hyperemia）　器官、组织由于静脉回流受阻，血液淤积在小静脉和毛细血管内，简称淤血（congestion）。

（1）原因：静脉受压、静脉腔阻塞、心力衰竭。

（2）病变：器官或组织肿胀，暗红，在体表时可有发绀，温度下降。代谢功能低下，镜下见小静脉及毛细血管扩张，可伴组织水肿及出血。

淤血性水肿（congestive edema）：毛细血管淤血导致血管内流体静压升高和缺氧，其通透性增加，水、盐和少量蛋白质可漏出，漏出液潴留在组织内引起淤血性水肿。

淤血性硬化（congestive sclerosis）：长时间的慢性淤血导致实质细胞发生萎缩，变性，甚至死亡。间质纤维组织增生，加上组织内网状纤维胶原化，器官逐渐变硬。

（3）后果：取决于淤血的范围、器官、程度、速度及侧支循环建立的情况。表现为：淤血性出血、淤血性水肿、实质细胞变性坏死、淤血性硬化及侧支循环的开放。

（4）几个重要脏器的淤血

1）慢性肝淤血：大体上表现为"槟榔肝"，镜下肝小叶中央静脉扩张淤血，周围肝细胞脂肪变性。

槟榔肝（nutmeg liver）：慢性肝淤血时，小叶中央区因严重淤血呈暗红色，两个或多个肝小叶中央淤血区可相连，而肝小叶周边肝细胞则因脂肪变性呈黄色，致使在肝的切面上出现红（淤血区）黄（肝脂肪变区）相间的状似槟榔切面的条纹，故称为"槟榔肝"。

淤血性肝硬化（congestive liver cirrhosis）：由于长期的肝淤血，小叶中央肝细胞萎缩消失，网状纤维塌陷后胶原化，肝窦旁的储脂细胞增生，合成胶原纤维增多，加上汇管区纤维结缔组织的增生，致使整个肝脏的间质纤维组织增多，最终形成淤血性肝硬化。淤血性肝硬化相对门脉性肝硬化病变较轻，肝小叶改建不明显，不形成门静脉高压，不产生肝衰竭。

2）肺淤血：肺体积增大，呈暗红色，切面流出泡沫状红色血性液体。镜下：急性肺淤血特征——肺泡壁毛细血管扩张充血，肺泡壁变厚，可伴肺泡间隔水肿，部分肺泡腔内充满水肿液及出血。慢性肺淤血，除见肺泡壁毛细血管扩张充血更为明显外，还可见肺泡壁变厚和纤维化。

心衰细胞（heart failure cells）：肺淤血时，肺泡腔内可见大量含铁血黄素颗粒的巨噬细胞，称为心衰细胞。

第二节 出 血

一、概 念

出血是指血液从血管腔到体外、体腔或组织间隙的过程。

二、类 型

1. 破裂性出血　由心脏和血管破裂所致。
2. 漏出性出血　血管壁的通透性增高所致。

三、原 因

原因包括血管壁损害、血小板减少和血小板功能障碍、凝血因子缺乏。

四、病变及后果

出血可导致体腔积血、血凝块、血肿形成。早期呈鲜红色，后期因红细胞降解形成含铁血黄素，而呈棕黄色。出血对机体的影响取决于出血量、出血速度和出血部位。

第三节 血栓形成

一、概 念

活体心血管腔内血液凝固或血液中某些有形成分析出、黏集、形成固体质块的过程,称为血栓形成(thrombosis)。所形成的固体质块称血栓(thrombus)。

二、血栓形成的条件和机制

1. 心血管内膜的损伤　内皮细胞脱落后致血小板黏集，并启动内源性和外源性凝血过程，由纤维蛋白原形成纤维蛋白。
2. 血流状态的改变　表现为血流变慢及涡流形成，使血小板边集，导致血栓形成。静脉血栓较动脉血栓常见。
3. 血液凝固性的增高　可分为遗传性高凝状态（最常见为第Ⅴ因子基因

突变）和获得性高凝状态两种。

三、血栓的形成过程及类型

1. 形成过程

1）血管内皮损伤，暴露内皮下胶原，血小板与胶原黏附。

2）血小板释放颗粒。

3）ADP、5-HT、TXA_2 激活血中血小板，血小板发生变形，并相互凝集。

4）血小板凝集堆形成，凝血酶释放，激活纤维蛋白，网络红细胞和白细胞，最后形成血栓。

血小板黏附小堆的形成是血小板血栓形成的第一步。

2. 类型

1）白色血栓：主要由血小板黏集而成，构成延续性血栓的头部。

肉眼：呈灰白色小结节或赘生物状，表面粗糙，不易脱落。

镜下：由血小板和少量纤维蛋白构成，又称血小板血栓或析出性血栓。

分布：急性风湿性心内膜炎时在二尖瓣闭锁缘上形成的血栓（疣状血栓）。

2）红色血栓：又称凝固性血栓，构成延续性血栓的尾部。

大体：暗红色，如血凝块。

镜下：纤维素网眼中充满红细胞。

3）混合血栓

肉眼：灰白色和红褐色层状交替结构，为血栓体部，也称为层状血栓。

镜下：血小板小梁（肉眼呈灰白色）及网织红细胞（肉眼呈红色），边缘可见中性粒细胞。

分布：左心房内球形血栓；心腔内、动脉粥样硬化部位或动脉瘤内的附壁血栓。

4）透明血栓：又称微血栓，主要由纤维素构成，见于 DIC。

四、血栓的结局

1. 软化、溶解、吸收　纤溶系统激活及蛋白水解酶释放，致血栓溶解吸收。

2. 脱落、栓塞　血栓软化后脱落，形成血栓栓子并随血流运行而致血栓栓塞。

3. 机化、再通　在血栓形成的 1~2 天，已开始有内皮细胞、成纤维细胞和成肌纤维细胞从血管壁长入血栓并逐渐取代血栓，这个过程称为血栓机化（thrombus organization）；出现新生血管使血流得以部分恢复称再通。

4. 钙化　血栓中出现固体钙盐的沉积称钙化。表现为静脉石和动脉石。

五、血栓对机体的影响

1. 有利　堵塞裂口，阻止出血及炎症扩散。

2. 不利　阻塞血管，影响血流；脱落形成栓子，并发栓塞；心瓣膜变形而致心瓣膜病；出血，见于 DIC。

第四节　栓　　塞

一、定　　义

栓塞是指循环血液中出现不溶于血的物质，随血液运行运行阻塞相应大小的血管腔的过程。这种异常物质称为栓子（embolus）。

二、栓子的种类

1. 血栓栓子，最多见。
2. 气体栓子。
3. 脂肪栓子。
4. 羊水栓子。
5. 瘤栓。
6. 生物性栓子，包括菌栓，寄生虫栓子。

三、栓子运行途径

栓子运行途径一般与血流方向一致。
1. 体静脉、右心室→肺动脉及其分支栓塞。
2. 左心、主动脉→全身动脉及其分支栓塞。
3. 门静脉系统的栓子可致肝内门静脉分支栓塞。
4. 交叉性栓塞：常见于先心病时的房间隔或室间隔缺损，栓子经缺损从压力高一侧到压力低一侧。

5. 逆行性栓塞：下腔静脉内的栓子，在胸、腹腔内压力骤增时，可能逆血流方向运行，栓塞下腔静脉所属分支。

四、分类及后果

1. 血栓栓塞

（1）肺动脉及其分支栓塞：大多来源于下肢静脉。

肺动脉栓塞引起猝死的机制：

1）肺动脉主干或大分支阻塞→肺动脉内阻力急剧↑→急性右心衰竭。

2）肺缺血缺氧，左心回心血量减少→冠状动脉灌注不足→心肌缺血。

3）肺栓塞刺激迷走神经→通过神经反射引起肺动脉、冠状动脉、支气管动脉、支气管平滑肌痉挛。

4）血栓栓子内血小板释放 5-HT，TXA_2 引起肺血管痉挛。

（2）体循环动脉栓塞：大多数来自左心，少数来自动脉。栓塞的主要部位是下肢、脑、肠、肾和脾。

2. 气体栓塞

（1）空气栓塞（air embolism）：多发生于静脉破裂后，尤在静脉内呈负压的部位。例如，头颈部手术，正压静脉输液，人工气胸，分娩，流产。

（2）减压病（decompression sickness）：深潜水或沉箱作业者迅速浮出水面或航空者由地面迅速升入高空时发生。又称沉箱病或潜水员病。

减压病主要是氮气栓塞。可造成皮下气肿，关节和肌肉疼痛，股骨头、颈骨和髂骨的无菌性坏死，四肢、肠道等末梢血管阻塞引起痉挛性疼痛。

3. 脂肪栓塞　见于长骨骨折、严重脂肪组织挫伤或脂肪肝挤压伤时。

4. 羊水栓塞　分娩过程中子宫强烈收缩，致羊水压入破裂的子宫壁静脉窦内，进入肺循环，造成栓塞。

羊水栓塞引起猝死的机制：

1）羊水中胎儿代谢产物入血引起过敏反应。

2）羊水栓子阻塞肺动脉及羊水内含有血管活性物质引起反射性血管痉挛。

3）羊水具有凝血致活酶的作用，引起 DIC。

5. 其他栓塞　肿瘤细胞脱落形成的瘤栓可致转移瘤，寄生虫及其虫卵、异物等也可成为栓子。

第五节　梗　死

一、定　义

梗死是局部器官、组织由于血流中断所发生的一种缺血性坏死（动脉血流突然中断，侧支循环又不能及时建立，而造成局部组织的缺血性坏死称为梗死）。

二、原　因

1. 血栓形成　是最常见的原因。
2. 血管受压（闭塞）　多见于肠套叠、肠疝，静脉和动脉先后受压造成的梗死。
3. 动脉栓塞　常见于血栓形成和栓塞，致动脉阻塞。
4. 动脉痉挛　如冠状动脉强烈而持续的痉挛，致心肌梗死。

三、梗死形成的条件

1. 供血血管的类型。
2. 血流阻断发生的速度。
3. 组织缺血缺氧的耐受性。
4. 血氧含量。

四、梗死的病变和类型

梗死的病变类型见表2-1。

表2-1　梗死的病变类型

项目	贫血性梗死	出血性梗死
颜色	灰白色、质地坚实（白色梗死）	红色、柔软（红色梗死）
部位	心、肾、脾、脑	肺、肠
梗死灶的形状	地图状（心）、锥体状（肾、脾）	扇面（肺）、节段性（肠）
分界	分界清、充血出血带	不清楚

1. 贫血性梗死

（1）通常发生在质地比较致密的实质性器官。

（2）当梗死灶形成时，从邻近侧支血管进入坏死组织的血量很少。

（3）因组织质地致密，小静脉发生反射性痉挛，将血液挤出。

（4）坏死组织引起的炎症反应，炎性充血出血带。

（5）后期边缘有肉芽组织和瘢痕组织形成。

2. 出血性梗死

（1）在不同器官、表现不同（颜色、形状）。

（2）器官有丰富的吻合支。

（3）长期慢性淤血，结缔组织增生、硬化，局部不能形成有效的循环，局部组织坏死。

五、梗死的特点

1. 梗死发生在不同的器官，表现不同。
2. 大多数器官梗死都属于凝固性坏死，而脑梗死属于液化性坏死。
3. 梗死的形态变化呈现一种动态的演变过程。

模拟试题测试，提高应试能力

一、名词解释

1. 充血　　2. 淤血　　3. 血栓形成
4. 栓塞　　5. 出血　　6. 梗死

二、选择题（以下每一考题下面有 A、B、C、D、E 5 个备选答案，请从中选一个最佳答案）

1. 槟榔肝是由下列哪项引起的（　　）

　A. 肝脂变　　　　　　B. 肝细胞水肿

　C. 门脉性肝硬化　　　D. 慢性肝淤血

　E. 坏死后性肝硬化

2. 下列哪项不是慢性淤血的后果（　　）

　A. 实质细胞的增生　　B. 出血

　C. 含铁血黄素沉积　　D. 间质细胞增生

E. 可并发血栓形成

3. 下列哪个器官易发生出血性梗死（　　）

A. 心　　　　　　　　B. 肾
C. 肺　　　　　　　　D. 脑
E. 脾

4. 股静脉血栓脱落常栓塞（　　）

A. 下腔静脉　　　　　B. 右下肢大静脉
C. 右心房　　　　　　D. 右心室
E. 肺动脉

5. 下列梗死中，属于液化性坏死的是（　　）

A. 肺梗死　　　　　　B. 脑梗死
C. 肠梗死　　　　　　D. 肾梗死
E. 脾梗死

6. 右心衰竭时引起淤血的器官主要是（　　）

A. 肺、肝及胃肠道　　B. 肝、脾及胃肠道
C. 脑、肺及胃肠道　　D. 肾、肺及胃肠道
E. 脾、肺及胃肠道

7. 关于肺栓塞的后果应除外（　　）

A. 猝死　　　　　　　B. 肺梗死
C. 间质性肺炎　　　　D. 肺动脉高压
E. 右心房扩大

8. 右上肢静脉血栓脱落主要栓塞于（　　）

A. 肺动脉　　　　　　B. 脑动脉
C. 肝动脉　　　　　　D. 心冠状动脉
E. 以上均不是

9. 栓子是（　　）

A. 循环血液内脱落的血栓
B. 循环血液内脱落的菌落
C. 循环血液内不溶于血液的异物
D. 循环血液内的脂肪和空气
E. 以上都不是

10. 右下肢静脉血栓脱落主要栓塞于（　　）

A. 肺动脉　　　　　　　　B. 下腔静脉

C. 右心房　　　　　　　　D. 右心室

E. 右下肢大静脉

11. 下述关于肺淤血的描述错误的是（　　）

A. 肺泡壁毛细血管扩张　　B. 肺泡内中性粒细胞和纤维素渗出

C. 肺泡腔内有水肿液　　　D. 可发生漏出性出血

E. 常可见心衰细胞

12. 股静脉血栓形成时，下述结局不易发生的是（　　）

A. 阻塞血流　　　　　　　B. 机化

C. 脱落　　　　　　　　　D. 钙化

E. 血流完全恢复正常

13. 有关慢性肝淤血的叙述，下列不妥的是（　　）

A. 中央静脉扩张　　　　　B. 肝窦扩张

C. 肝细胞有萎缩　　　　　D. 门静脉扩张

E. 部分肝细胞脂肪变性

14. 循环血液中的凝血块，随血流运行至相应大小的血管，引起管腔阻塞的过程称为（　　）

A. 血栓　　　　　　　　　B. 血栓形成

C. 血栓栓塞　　　　　　　D. 梗死

E. 血栓栓子

15. 下述因素与血栓形成无关的是（　　）

A. 血管内膜损伤　　　　　B. 血流缓慢

C. 血小板数量增多　　　　D. 癌细胞崩解产物

E. 纤维蛋白溶酶增加

16. 下述叙述错误的是（　　）

A. 双重血液循环的器官不易发生梗死

B. 全身血液循环状态对梗死的形成无影响

C. 动脉痉挛促进梗死的形成

D. 有效侧支循环的建立可防止梗死的发生

E. 梗死多由动脉阻塞引起

17. 心衰细胞是由于（　　）

A. 心衰时肺泡内巨噬细胞吞噬了红细胞

B. 心衰时肺泡内巨噬细胞吞噬了尘埃颗粒

C. 心衰时肺泡内巨噬细胞吞噬了纤维素样坏死物

D. 心衰时巨噬细胞的集聚

E. 以上都不是

18. 在慢性肺淤血镜下改变的情况中，下列应除外的是（　　）

A. 肺泡腔内有心衰细胞　　　　B. 肺泡壁增宽

C. 肺泡壁毛细血管扩张充血　　D. 切面为棕红色

E. 肺内支气管扩张

19. 下列病灶不能被机化的是（　　）

A. 坏死灶　　　　　　　　B. 血栓

C. 异物　　　　　　　　　D. 血凝块

E. 息肉

20. 羊水栓塞的主要病理诊断依据是（　　）

A. 肺小血管和毛细血管内有羊水成分

B. 肺循环内透明血栓

C. 肺广泛出血

D. 肺泡腔内有角化上皮，胎便小体

E. 肺内透明膜形成

三、问答题

1. 简述淤血的病理变化及后果。

2. 简述慢性肺淤血的病理变化特点。

3. 血栓形成对机体有何影响？

4. 简述栓子运行的途径。

5. 简述梗死的类型及病理变化的特点。

第三章 炎症

【学习内容提炼，涵盖重点考点】

第一节 概述

一、炎症的概念

1. 炎症的定义 是具有血管系统的活体组织对损伤因子所发生的一种防御反应。血管反应是炎症过程的中心环节。

2. 炎症的局部表现和全身反应

（1）局部反应：红、肿、热、痛、功能障碍。

（2）全身反应：发热、末梢血白细胞升高。

3. 炎症反应的防御作用 防御作用和损伤作用共存。

二、炎症的原因

1. 物理性因子。

2. 化学性因子。

3. 生物性因子：最常见。由生物性因子引起的炎症称为感染。

4. 坏死组织。

5. 变态反应或异常免疫反应。

三、炎症的基本病理变化

炎症的基本病理变化包括变质、渗出和增生。

（一）变质

变质是指炎症局部组织发生的变性和坏死。

1. 局部形态学变化

实质细胞：细胞水肿；脂肪变性、细胞凝固性坏死，液化性坏死。

间质细胞：黏液变性和纤维素样变性。

2. 致炎因子的直接损伤

血液循环障碍：加重炎症过程，加重组织细胞损伤。

炎症反应产物。

（二）渗出

渗出是指炎症局部组织血管内的液体、纤维蛋白原等蛋白质和各种炎症细胞，通过血管壁进入组织间质、体腔、黏膜表面和体表的过程。渗出是炎症最具特征性的变化。

1. 血流动力学改变　细动脉短暂收缩—血管扩张和血流加速—血流速度减慢—血流停滞。

2. 血管通透性增加

（1）内皮细胞收缩。

（2）内皮细胞损伤。

（3）新生毛细血管的高通透性。

3. 渗出液的作用

有利方面：局部炎症性水肿有稀释毒素，减轻毒素对局部损伤的作用；为局部浸润的白细胞带来营养物质和带走代谢产物；渗出物中所含的抗体和补体有利于消灭病原体；渗出物中的纤维蛋白原所形成的纤维蛋白交织成网，限制病原微生物的扩散，有利于白细胞吞噬消灭病原体，炎症后期，纤维网架可成为修复支架，并利于成纤维细胞产生胶原纤维；渗出物中的病原微生物和毒素随淋巴液被带到局部淋巴结，有利于产生细胞和体液免疫。

不利方面：渗出液过多有压迫和阻塞作用，渗出物中的纤维素如吸收不良可发生机化。

4. 白细胞的渗出和吞噬作用

（1）白细胞边集。

（2）白细胞黏着。

（3）白细胞游出和化学趋化作用。

（4）白细胞的局部作用：吞噬作用，免疫作用，组织损伤作用。

5. 炎症介质在炎症过程中的作用

炎性介质：指介导炎症发生、发展的内源性化学因子。

（1）细胞释放的炎症介质：血管活性胺（组胺和5-羟色胺）、花生四烯酸代谢产物（前列腺素、白细胞三烯、血栓素）、白细胞产物（氧自由基、溶酶体酶）、细胞因子和化学因子、血小板激活因子、NO及神经肽（表3-1）。

（2）体液中的炎症介质：激肽系统、补体系统、凝血系统、纤溶系统。

表3-1 炎症介质的种类及作用

介质	扩张血管	通透性	趋化作用	其他
缓激肽	+	+	-	疼痛
组胺	+	+	-	
C3a	-	+	-	调理素
C5a	-	+	+	C3b, C3bi
前列腺素	+	加强其他介质	-	疼痛、发热
白细胞三烯 B4	-	-	+	
C4, D4, E4	-	+	-	支气管/血管收缩
IL-8, TNF	-	-	+	发热
NO	+			细胞毒性作用
PAF	-	+	+	支气管收缩
P 物质	+	+	-	

四、增　　生

增生包括实质细胞（如鼻黏膜上皮细胞和腺体细胞）和间质细胞（巨噬细胞、血管内皮细胞、成纤维细胞）的增生。意义：防御、修复。

第二节 炎症的经过和结局

一、炎症的经过

(一) 急性炎症的特点

局部表现为红、肿、热、痛、功能障碍，全身表现为发热、末梢血白细胞计数增加。

1. 血流动力学改变：细动脉短暂收缩—血管扩张和血流加速—血流速度减慢—血流停滞。

2. 血管通透性增加。

3. 白细胞的渗出和吞噬作用　边集、黏附、游出；趋化作用和趋化因子。

（1）渗出的白细胞的种类和影响因素

1）时相

急性炎症的早期（6～24小时）：中性粒细胞。

24～48小时：单核细胞浸润。

2）葡萄球菌和链球菌感染：中性粒细胞2～4天。

3）病毒感染：淋巴细胞。

4）过敏反应和寄生虫感染：嗜酸粒细胞。

（2）趋化作用：白细胞沿浓度梯度向着化学刺激物作定向移动。

1）趋化因子：具有特异性，并可激活白细胞的炎性介质。

外源性：细菌产物。

内源性：补体成分C5a；白细胞三烯：LTB4；细胞因子：IL-8，TNF。

2）白细胞表面有趋化因子的特异受体。

（3）白细胞在局部的作用

1）吞噬作用：主要是中性粒细胞和巨噬细胞。吞噬过程包括：识别和附着、吞入、杀伤和降解。在识别和附着过程中可以起到调理素作用的物质：免疫球蛋白IgG的Fc段，补体C3b及其稳定性C3bi，集结素。可以降低细菌毒性的蛋白：嗜酸粒细胞颗粒中的特异性乳铁蛋白和存在于嗜酸粒细胞中的主要碱性蛋白。

2）免疫作用：发挥此作用的细胞是单核细胞、淋巴细胞和浆细胞。
3）组织损伤作用。

（二）慢性炎症的特点

慢性炎症持续几周或几个月，可发生在急性炎症之后或潜隐逐渐发生。

二、炎症的结局

（一）痊愈

1. 完全愈复。
2. 不完全愈复。

（二）迁延为慢性炎症

1. 轻度慢性炎症。
2. 中度慢性炎症。
3. 重度慢性炎症。

（三）蔓延扩散

1. 局部蔓延。
2. 淋巴道蔓延。
3. 血行蔓延。

（1）菌血症（bacteremia）：细菌从局部病灶入血，并从血中查到细菌。

（2）毒血症（toxemia）：细菌毒素吸收入血，机体有明显中毒症状。

（3）败血症（septicemia）：致病力强的细菌入血后，在大量繁殖的同时产生毒素，机体有明显中毒症状。

（4）脓毒败血症（pyemia）：化脓性细菌引起的败血症。

第三节 炎症的类型

一、炎症的一般分类原则

炎症可概括地分为变质性炎、渗出性炎和增生性炎。

二、变质性炎

变质性炎是以变质变化为主的炎症，渗出和增生改变较轻微，多见于急性炎症。

1. 部位　肝、肾、心和脑等实质性器官。
2. 疾病举例　急性重型肝炎，流行性乙型脑炎。

三、渗出性炎

渗出性炎是以浆液、纤维蛋白原和中性粒细胞渗出为主的炎症，多为急性炎症。

（一）浆液性

炎浆液性炎以浆液渗出为特征。

1. 部位。发生于黏膜——浆液性卡他性炎；浆膜——体腔积液；疏松结缔组织——局部炎性水肿。风湿性关节炎：关节腔积液—浆液性炎。
2. 对机体的影响。

（二）纤维素性炎

纤维素性炎以纤维蛋白原渗出为主，继而形成纤维素。HE 切片中纤维素呈红染交织的网状、条状或颗粒状。

1. 部位。发生于黏膜——假膜性炎—细菌性痢疾、白喉；浆膜——如"绒毛心"；肺组织——见于大叶性肺炎。
2. 对机体的影响。

（三）化脓性炎

化脓性炎以中性粒细胞渗出为主，并有不同程度的组织坏死和脓液形成。可见于化脓性阑尾炎，流行性脑膜炎。

1. 表面化脓和积脓（empyema）。
2. 蜂窝织炎（phlegmonous inflammation）。指疏松结缔组织的弥漫性化脓性炎，常发生于皮肤、肌肉和阑尾。主要由溶血性链球菌引起。
3. 脓肿（abscess）。指局限性化脓性炎，可发生于皮下和内脏。主要由金黄色葡萄球菌引起。

4. 出血性炎（hemorrhagic inflammation）。

上述各型炎症可单独发生，亦可合并存在。

四、增生性炎

（一）一般性增生性炎：基本病理变化

增生：成纤维细胞、小血管、实质细胞。

以单核淋巴细胞为主的慢性炎细胞浸润、组织坏死和组织修复同时存在。

（二）肉芽肿性炎

肉芽肿性炎（granulomatous inflammation）以肉芽肿形成为其特点，多为特殊类型的慢性炎症。机制是 H_2O_2 产生障碍。

1. 肉芽肿的定义　由巨噬细胞及其演化的细胞，呈局限性浸润和增生所形成的境界清楚的结节状病灶。

基本成分：巨噬细胞可增生，并转变成特殊形态的细胞，即类上皮细胞、伤寒细胞、Aschoff 细胞。

多核巨细胞，由巨噬细胞增生融合而来，如异物巨细胞，Langhans 巨细胞。

2. 常见病因。

3. 肉芽肿的形成条件和组成

（1）异物性肉芽肿。

（2）感染性肉芽肿：细菌：结核杆菌—结核病，麻风杆菌—麻风，革兰阴性杆菌—猫抓病等。

4. 肉芽肿性炎病理变化　以结核结节为例：中央——干酪样坏死，周围——放射状排列类的上皮样细胞，可见朗汉斯巨细胞，外围——淋巴细胞、纤维结缔组织。

模拟试题测试，提高应试能力

一、名词解释

1. 炎症　2. 炎症介质　3. 假膜性炎　　4. 绒毛心

5. 脓肿　6. 蜂窝织炎　7. 肉芽肿性炎　8. 炎性息肉

二、选择题（以下每一考题下面有 A、B、C、D、E 5 个备选答案，请从中选一个最佳答案）

1. 关于炎症的概念，正确的表述是（　　）

   A. 白细胞对细菌感染的反应

   B. 损伤引起的细胞变性、坏死

   C. 机体对损伤因子发生的清除反应

   D. 损伤引起的血管反应

   E. 具有血管系统的活体组织对致炎因子所发生的以防御为主的反应

2. 炎症反应的本质是（　　）

   A. 血管对致炎因子的反应　　B. 炎细胞对致炎因子的反应

   C. 机体防御为主的反应　　　D. 机体对损伤的修复

   E. 损伤为主的反应

3. 炎症最常见的原因是（　　）

   A. 生物性因子　　　　　　　B. 物理性因子

   C. 化学性因子　　　　　　　D. 免疫应答

   E. 氧化应激

4. 炎症局部的基本病理变化是（　　）

   A. 变性、坏死、渗出　　　　B. 变性、渗出、增生

   C. 变性、渗出、再生　　　　D. 变质、渗出、增生

   E. 变质、渗出、化生

5. 炎症最早出现的血管反应是（　　）

   A. 细动脉充血　　　　　　　B. 静脉性充血

   C. 细动脉收缩　　　　　　　D. 小动脉持续痉挛

   E. 毛细血管壁通透性增高

6. 下列不是渗出液特点的是（　　）

   A. 蛋白含量在 25g/L 以下　　B. 相对密度 >1.018

   C. 细胞数 >0.50×10^9/L　　　D. Rivalta 试验阳性

   E. 能自行凝固

7. 渗出液能自凝主要是由于它含有较多的（　　）

   A. 血小板　　　　　　　　　B. 凝血因子

C. 凝血酶　　　　　　　　D. 蛋白质

E. 白细胞

8. 炎症时，白细胞从血管内渗出到组织间隙中的现象称为（　　）

　　A. 白细胞扩散　　　　　　B. 白细胞趋化

　　C. 白细胞边集　　　　　　D. 白细胞吞噬

　　E. 炎细胞浸润

9. 急性化脓性炎症时，组织中最多见的炎细胞是（　　）

　　A. 浆细胞　　　　　　　　B. 淋巴细胞

　　C. 巨噬细胞　　　　　　　D. 中性粒细胞

　　E. 嗜酸粒细胞

10. 慢性炎症组织中浸润的细胞主要是（　　）

　　A. 淋巴细胞　　　　　　　B. 中性粒细胞

　　C. 嗜酸粒细胞　　　　　　D. 嗜碱粒细胞

　　E. 成纤维细胞

11. 在寄生虫感染灶中最多见的炎细胞是（　　）

　　A. 淋巴细胞　　　　　　　B. 巨噬细胞

　　C. 浆细胞　　　　　　　　D. 中性粒细胞

　　E. 嗜酸粒细胞

12. 能产生抗体，参与体液免疫的炎细胞是（　　）

　　A. 巨噬细胞　　　　　　　B. T 淋巴细胞

　　C. 中性粒细胞　　　　　　D. 浆细胞

　　E. 嗜酸粒细胞

13. 具有较强吞噬功能，能吞噬较大病原体、异物等的炎细胞是（　　）

　　A. 浆细胞　　　　　　　　B. 淋巴细胞

　　C. 巨噬细胞　　　　　　　D. 中性粒细胞

　　E. 嗜酸粒细胞

14. 对巨噬细胞的描述错误的是（　　）

　　A. 具有较强的吞噬功能　　B. 具有处理和传递抗原的功能

　　C. 可转化为多核巨细胞　　D. 对趋化因子反应弱，游走能力差

　　E. 常见于急性炎症后期或慢性炎症

15. 炎症介质的主要作用是（　　）

A. 组织损伤 B. 发热、致痛
C. 组织分解代谢增强 D. 血管扩张，通透性升高
E. 干扰能量代谢

16. 组胺和 5- 羟色胺主要来源于（　　）
A. 肥大细胞 B. 淋巴细胞
C. 中性粒细胞 D. 血管内皮细胞
E. 血浆蛋白质

17. 引起组织损伤最明显的炎症介质是（　　）
A. 5 - 羟色胺 B. 前列腺素
C. 白细胞三烯 D. 溶酶体酶
E. 缓激肽

18. 下列炎症介质致痛作用最明显的是（　　）
A. 缓激肽 B. 5 - 羟色胺
C. 淋巴因子 D. 白细胞三烯
E. 纤维蛋白多肽

19. 炎症早期出现大量巨噬细胞增生见于（　　）
A. 伤寒 B. 急性阑尾炎
C. 细菌性痢疾 D. 大叶性肺炎
E. 急性肾小球肾炎

20. 炎症时红、肿、热、痛、功能障碍表现最明显的是（　　）
A. 体表的急性炎症 B. 胃肠黏膜的急性炎症
C. 浆膜的急性炎症 D. 急性病毒性肝炎
E. 急性蜂窝织炎性阑尾炎

21. 下列不属于变质性炎症的是（　　）
A. 病毒性肝炎 B. 中毒性心肌炎
C. 流行性乙型脑炎 D. 蜂窝织炎性阑尾炎
E. 阿米巴肝脓肿

22. 假膜性炎是指（　　）
A. 黏膜的化脓性炎 B. 浆膜的化脓性炎
C. 黏膜的纤维蛋白性炎 D. 浆膜的纤维蛋白性炎
E. 黏膜的卡他性炎

23. 烫伤时形成的水疱属于（　　）
   A. 浆液性炎　　　　　　B. 化脓性炎
   C. 纤维蛋白性炎　　　　D. 出血性炎
   E. 卡他性炎

24. 急性细菌性痢疾属于（　　）
   A. 变质性炎　　　　　　B. 浆液性炎
   C. 化脓性炎　　　　　　D. 假膜性炎
   E. 出血性炎

25. 脓细胞是指（　　）
   A. 脓液中的所有细胞　　B. 炎症灶中的白细胞
   C. 变性、坏死的中性粒细胞　　D. 变性、坏死的实质细胞
   E. 吞噬化脓菌的细胞

26. 脓肿的主要病原菌是（　　）
   A. 金黄色葡萄球菌　　　B. 草绿色链球菌
   C. 肺炎球菌　　　　　　D. 大肠埃希菌
   E. 产气荚膜杆菌

27. 蜂窝织炎主要病原菌是（　　）
   A. 肺炎球菌　　　　　　B. 淋球菌
   C. 卡他球菌　　　　　　D. 溶血性链球菌
   E. 金黄色葡萄球菌

28. 下列不属于化脓性炎的是（　　）
   A. 细菌性脑脓肿　　　　B. 阿米巴肝脓肿
   C. 蜂窝织炎性阑尾炎　　D. 胆囊积脓
   E. 脓胸

29. 只有一个开口的病理性盲管是（　　）
   A. 溃疡　　　　　　　　B. 空洞
   C. 窦道　　　　　　　　D. 瘘管
   E. 糜烂

30. 在急性炎症中，下列哪项以增生为主（　　）
   A. 急性胃肠炎　　　　　B. 急性肾盂肾炎
   C. 急性肾小球肾炎　　　D. 急性病毒性肝炎

E. 急性胰腺炎

31. 炎症病灶中无吞噬能力的细胞是（　　）

A. 淋巴细胞　　　　　　　B. 中性粒细胞

C. 嗜酸粒细胞　　　　　　D. 巨噬细胞

E. 上皮样细胞

32. 慢性子宫颈炎所致的带蒂肿块属于（　　）

A. 炎性假瘤　　　　　　　B. 炎性息肉

C. 子宫颈腺囊肿　　　　　D. 感染性肉芽肿

E. 异物性肉芽肿

33. 肉芽肿性炎以何种细胞成分增生为主（　　）

A. 成纤维细胞　　　　　　B. 血管内皮细胞

C. 上皮细胞　　　　　　　D. 巨噬细胞

E. 中性粒细胞

34. 下列细胞中可转化为上皮样细胞或多核巨细胞的是（　　）

A. 上皮细胞　　　　　　　B. 肥大细胞

C. 巨噬细胞　　　　　　　D. 成纤维细胞

E. 淋巴细胞

35. 下列病变不属于肉芽肿性炎的是（　　）

A. 结核结节　　　　B. 风湿结节　　　　C. 伤寒小体

D. 异物肉芽肿　　　E. 脓肿

36. 细菌进入血液中并大量繁殖，引起全身中毒症状称为（　　）

A. 毒血症　　B. 菌血症　　C. 败血症

D. 病毒血症　E. 脓毒败血症

三、问答题

1. 简述炎症过程中液体渗出的意义。

2. 简述炎症介质的来源及其主要作用。

3. 常见渗出性炎症有哪些？各有何特点？

4. 化脓性炎有几种类型？各有何特点？

5. 何谓肉芽肿性炎？有几种常见类型及各型的主要形态特点？

第四章

肿　　瘤

【学习内容提炼，涵盖重点考点】

第一节　肿瘤的概念和基本形态

肿瘤（tumor,neoplasia）是一种常见病、多发病，其中恶性肿瘤是目前危害人类健康最严重的一类疾病。

一、肿瘤的概念

肿瘤是机体在各种致瘤因素长期作用下，局部组织的细胞在基因水平上失掉了对其生长的正常调控，导致异常增生而形成的新生物。

肿瘤性增生与生理状态或炎症损伤修复时细胞增生有本质的区别：肿瘤组织生长旺盛，呈持续性、自主性生长，与机体不协调，即使致瘤因素停止刺激，仍保持自主性生长。

二、肿瘤的一般形态和结构

（一）肉眼观形态（大体形态各异，反映良恶性）

1. 数目和大小。
2. 形状。
3. 颜色。

4. 硬度。

（二）组织结构多样，基本成分均分两类

1. 实质（肿瘤细胞）
（1）肿瘤的主要成分，大多为一类，少数为两类或三类。
（2）决定该肿瘤的性质，命名，生长方式，形状结构。
（3）按分化程度分高（良性）和低（恶性）。
2. 间质（结缔组织、血管、免疫细胞）
（1）结缔组织、血管——支持和营养肿瘤实质。
（2）免疫细胞——淋巴细胞、单核细胞、机体抗肿瘤反应。
（3）肌纤维母细胞——限制肿瘤细胞扩散。

第二节 肿瘤的特点

异型性、浸润和扩散是肿瘤的重要特点。

一、肿瘤的异型性

肿瘤的异型性（atypia）：肿瘤组织在细胞形态和组织结构上，都与其起源的正常组织有不同程度的差异，这种差异称异型性。反映了肿瘤组织的分化和成熟的程度。

异型性小——分化程度高，生物行为表现为良性过程。

异型性大——分化程度低，生物行为表现为恶性过程。

1. 肿瘤组织结构的异型性　失去了正常的排列和层次，结构紊乱。
良性瘤：异型性不明显。
恶性瘤：异型性明显。
2. 肿瘤细胞的异型性。
良性瘤：异型性小。
恶性瘤：异型性显著表现为以下特点。
（1）瘤细胞的多形性。
（2）核的多型性。
（3）胞质改变。

第三节 肿瘤的生长与扩散

一、肿瘤生长的生物学

1. 肿瘤生长动力学
（1）肿瘤细胞倍增时间：多数恶性肿瘤细胞的倍增时间并不比正常细胞更快。
（2）生长分数：肿瘤细胞处于增殖状态的细胞的比例。
（3）肿瘤细胞的生成与丢失。
2. 肿瘤血管的形成　VEGF、b-FGF。
3. 肿瘤的演进（progression）与异质化（heterogeneity）
演进：肿瘤细胞在生长过程中，其侵袭性增加的现象。
具体可表现为：生长速度突然加快，浸润周围组织和发生远处转移。

二、肿瘤的生长

1. 生长速度　差异很大。
2. 生长方式
（1）膨胀性生长：大多数良性肿瘤的生长方式。
（2）浸润性生长：恶性肿瘤的生长方式。浸润是转移的基础。
（3）外生性生长：是良、恶性肿瘤共同具有的生长方式。

三、肿瘤的扩散

肿瘤的扩散是一种恶性行为。
1. 直接蔓延　肿瘤组织从原发灶沿组织间隙等部位直接侵入周围组织和器官，并呈连续性生长的过程。
局部浸润的步骤：
（1）癌细胞表面黏附分子减少，细胞彼此分离。
（2）癌细胞与基膜的黏着增加。
（3）细胞外基质在癌细胞产生的蛋白酶的作用下降解。
（4）癌细胞借助阿米巴运动通过基膜缺损处迁移。

2. 转移（metastasis） 肿瘤组织从原发灶侵入血管、淋巴管和体腔，被带到它处继续生长，形成与原发瘤同样类型肿瘤的过程。

（1）淋巴道转移：是癌最常见的转移途径，常先转移到局部引流区的淋巴结，形成转移瘤。一般按淋巴引流方向，一站一站转移，最后可经胸导管入血，继发血道转移。

（2）血道转移：是肉瘤常见的转移途径，但癌也可以发生，血道转移的运行途径与血栓栓塞过程相似；以肺最常见，其次是肝脏。转移瘤的形态特点是弥漫分布、大小较一致、边界清楚的多发结节，且靠近器官表面。

肿瘤血道转移的部位，受原发肿瘤部位和血液循环途径的影响。但是，某些肿瘤表现出对某些器官的亲和性：肺癌易转移到肾上腺和脑；甲状腺癌、肾癌和前列腺癌易转移到骨；乳腺癌易转移到肺、肝、骨、卵巢和肾上腺。

（3）种植性转移：体腔内器官的肿瘤蔓延至器官表面，瘤细胞脱落，种植在体腔内各器官表面，继续生长形成多数转移瘤。

四、肿瘤的分级与分期

1. 分级　未分化；低分化；中分化；高分化。
2. 分期　TNM 分期

　　　　T：肿瘤大小（T_1-T_4）；
　　　　N：有无淋巴结转移（N_0-N_3）；
　　　　M：有无远处转移（M_0-M_1）。

第四节　肿瘤对机体的影响

一、良性肿瘤对机体的影响

1. 局部　压迫，阻塞；出血，感染。
2. 全身　激素。

二、恶性肿瘤对机体的影响

1. 局部　压迫，阻塞；破坏组织结构，溃疡，穿孔；出血，感染；疼痛。

2. 全身 激素影响，发热，恶病质。

第五节 良性肿瘤与恶性肿瘤的区别

一、分化程度

1. 良性 分化好，异型性小，与原有组织的形态相似。
2. 恶性 分化差，异型性大，与原有组织的形态差别大。

二、核分裂

1. 良性 无或稀少，不见病理核分裂。
2. 恶性 多见，并可见病理核分裂。

三、生长速度

1. 良性 缓慢。
2. 恶性 较快。

四、继发性改变

1. 良性 较少发生坏死，出血。
2. 恶性 常发生坏死，出血，溃疡形成等。

五、生长方式

1. 良性 膨胀性生长和外生性生长，常有包膜形成，与周围组织一般分界清楚，故通常可推动。
2. 恶性 浸润性生长和外生性生长，无包膜，一般与周围组织分界不清楚，通常不能推动。

六、转 移

1. 良性 不转移。

2. 恶性　可有转移。

七、复　发

1. 良性　很少复发。
2. 恶性　较多复发。

八、对机体的影响

1. 良性　小，主要为局部压迫或阻塞作用。
2. 恶性　较大，除压迫、阻塞外，还可以破坏组织引起出血并合并感染，甚至造成恶病质。

第六节　肿瘤的命名与分类

一、良性肿瘤

1. 来源组织名称+瘤。
2. 瘤形成特征+来源组织名称+瘤。

二、恶性肿瘤

1. 癌　上皮来源的恶性瘤。
2. 肉瘤　间叶组织来源的恶性瘤。

三、特殊命名原则

1. 以人名命名的恶性瘤。
2. 肿瘤名称前加"恶性"两字。
3. 以母细胞命名的恶性瘤。

第七节　常见肿瘤的举例

一、上皮性肿瘤

(一) 良性：起源组织之后 + 瘤

1. 乳头状瘤　见于鳞状上皮、变移上皮等被覆的部位，称为鳞状上皮乳头状瘤、变移上皮乳头状瘤。

2. 腺瘤

（1）囊腺瘤：由于腺瘤的腺体分泌物淤积，腺腔逐渐扩大并互相融合的结果。常发生于卵巢。

（2）管状腺瘤与绒毛状腺瘤：多见于结肠、直肠黏膜。呈息肉状。绒毛状腺瘤恶变概率高。

(二) 恶性：起源组织之后 + 癌

1. 鳞癌　常发生在鳞状上皮被覆的部位。有些部位和通过鳞状上皮化生，在此基础上发生鳞癌。大体上常呈菜花状。镜下，分化好的鳞癌可出现角化珠或癌珠、细胞间桥。

2. 基底细胞癌　多见于老年人面部。生长缓慢，表面常形成溃疡，浸润破坏深层组织，但很少转移，对放疗敏感。

3. 变移上皮癌　发生于膀胱、输尿管或肾盂的变移上皮。分级越高，恶性越强。

4. 腺癌　多见于胃肠、胆囊、子宫体等。癌细胞大小不等、形状不一、排列不规则的腺结构、核大小不一、核分裂象多见。

黏液癌：分泌大量黏液的腺癌，又称为胶样癌。常见于胃和大肠。镜下可见黏液池的形成。印戒细胞癌。

(三) 癌前病变、非典型增生及原位癌

1. 癌前病变（precancerous lesions）　某些有癌变潜在可能的良性病变。

（1）黏膜白斑。

（2）慢性子宫颈炎及子宫颈糜烂。

（3）纤维囊性乳腺病。

（4）结直肠腺瘤性息肉。

（5）慢性萎缩性胃炎及胃溃疡。

（6）慢性溃疡性结肠炎。

(7)皮肤慢性溃疡。

(8)肝硬化。

2. 非典型增生（dysplasia,atypical hyperplasia） 指增生上皮呈现一定程度的异型性，但不足以诊断为癌。可分为三级。

3. 原位癌（carcinoma in situ） 黏膜上皮层内或皮肤表皮层内的重度不典型增生几乎累及全层，但未穿过基膜。

二、间叶组织肿瘤

1. 良性 纤维瘤、脂肪瘤、脉管瘤[血管瘤、淋巴管瘤]、平滑肌瘤、骨瘤、软骨瘤。

2. 恶性 纤维肉瘤、恶性纤维组织细胞瘤、脂肪肉瘤、横纹肌肉瘤、平滑肌肉瘤、血管肉瘤、骨肉瘤、软骨肉瘤。

3. 癌与肉瘤的鉴别（表4-1）

表4-1 癌与肉瘤的鉴别

项目	癌	肉瘤
组织来源	上皮组织	间叶组织
发病率	较常见，约为肉瘤的9倍，多见于40岁以后的成人	较少见，大多见于青少年
大体特点	质较硬、色灰白、较干燥	质软、色灰红、湿润、鱼肉状
组织学特征	多形成癌巢，实质与间质分界清楚，纤维组织没有增生	肉瘤细胞多弥漫分布，实质与间质分界不清，间质内血管丰富，纤维组织少
网状纤维	癌细胞间多无网状纤维	肉瘤细胞间多有网状纤维
转移	多经淋巴道转移	多经血道转移

三、神经外胚叶源性肿瘤

1. 视网母细胞瘤。

2. 皮肤色素痣。

3. 黑色素瘤。

四、多种组织构成的肿瘤

1. 畸胎瘤。

2. 肾胚胎瘤。

3. 癌肉瘤。

第八节 肿瘤的病因与发病学

一、肿瘤发生的分子生物学基础

1. 癌基因（oncogene） 是原癌基因由多种因素作用被激活而形成的具有潜在的转化细胞能力的基因。

2. 肿瘤抑制基因也称抗癌基因（Rb基因、P53基因、P16基因）。

3. 逐步癌变的分子基础。

二、环境致癌因素及其致癌机制

（一）化学因素

1. 直接致癌物 烷化剂、酰化剂等。

2. 间接致癌物。

（1）多环芳烃：致癌最强的是3,4-苯并比、2-甲基胆蒽。苯并比与皮肤癌、肺癌和胃癌关系密切。

（2）亚硝胺类：与食管癌、肝癌发生关系密切。

（3）芳香胺类与氨基偶氮染料：前者与印染工人膀胱癌发生率较高有关，后者可引起实验性肝癌。

（4）黄曲霉毒素：其致癌性极强，主要存在于霉变的花生和谷物中，可诱发肝细胞癌。

（5）金属元素：镍、铬、镉等。如炼镍的工人鼻咽癌和肺癌发生率高。

（二）物理因素（电离辐射、热辐射、慢性刺激、异物、创伤等）

石棉纤维可引起肺膜间皮瘤。

（三）生物因素

1. RNA病毒 通过转导和插入突变两种机制将遗传物质整合到宿主细胞DNA中，使宿主细胞发生转化。人类T细胞白血病/淋巴瘤病毒。

2. DNA 病毒

（1）人类乳头状瘤病毒（HPV）：与子宫颈、肛周和外阴的鳞状细胞癌有关。

（2）EB 病毒（EBV）：与鼻咽癌及伯基特淋巴瘤关系密切。

（3）乙型肝炎病毒（HBV）。

3. 幽门螺杆菌（HP）　与胃淋巴瘤、胃癌发生有关。

三、肿瘤发生发展的内在因素

1. 遗传因素。

2. 宿主对肿瘤的反应　肿瘤免疫以细胞免疫为主。

模拟试题测试，提高应试能力

一、名词解释

1. 肿瘤　　2. 异型性　　3. 转移　　4. 癌前病变
5. 原位癌　6. 癌　　　　7. 肉瘤

二、选择题（以下每一考题下面有 A、B、C、D、E 5 个备选答案，请从中选一个最佳答案）

1. 决定肿瘤良、恶性的主要依据是（　　）

A. 肿瘤的大小　　　　　　B. 肿瘤的外形

C. 肿瘤细胞的形态　　　　D. 肿瘤的复发

E. 肿瘤的生长速度

2. 良、恶性肿瘤的根本区别在于（　　）

A. 生长部位　　　　　　　B. 肿瘤细胞的异型性

C. 有无完整包膜　　　　　D. 间质的多少

E. 有无坏死、出血

3. "癌症"是指（　　）

A. 起源于上皮组织的恶性肿瘤　　B. 起源于间叶组织的恶性肿瘤

C. 良、恶性肿瘤的统称　　　　　D. 分化差的肿瘤

E. 所有的恶性肿瘤

4. 起源于上皮组织的恶性肿瘤称为（　　）

A. 癌症　　　　　　　　　B. 类癌

C. 癌　　　　　　　　　　D. 肉瘤

E. 恶性上皮瘤

5. 起源于纤维组织的恶性肿瘤称为（　　　）

A. 恶性纤维瘤　　　　　　B. 纤维肉瘤

C. 纤维癌　　　　　　　　D. 纤维瘤恶性变

E. 纤维母细胞瘤

6. 癌的转移方式主要为（　　　）

A. 血道转移　　　　　　　B. 淋巴道转移

C. 种植性转移　　　　　　D. 神经束衣转移

E. 组织间隙转移

7. 癌与肉瘤的根本区别在于（　　　）

A. 发生的年龄　　　　　　B. 转移途径

C. 生长的速度　　　　　　D. 对机体的危害性

E. 组织来源

8. 原位癌是指（　　　）

A. 原发部位的癌　　　　　B. 癌细胞仅在上皮层内，没突破基底的癌

C. 没有发生转移的癌　　　D. 早期癌

E. 光镜下才能见到的微小癌

9. 恶性肿瘤细胞分化程度越高，说明（　　　）

A. 恶性程度越高　　　　　B. 危害性越大

C. 转移越早　　　　　　　D. 预后越差

E. 异型性越小

10. 恶性肿瘤分级的依据是（　　　）

A. 分化程度高低　　　　　B. 浸润的范围

C. 有无转移　　　　　　　D. 对机体的危害程度

E. 原发瘤的大小

11. 单纯癌是指（　　　）

A. 癌细胞形态单一

B. 对机体危害较小

C. 低分化腺癌，癌细胞不构成腺体结构

D. 只局限在原发部位，没有发生转移

E. 只有一种肿瘤实质成分

12. 下列属于恶性肿瘤的是（　　）

A. 血管瘤　　　　　　　　　B. 尤文瘤

C. 脂肪瘤　　　　　　　　　D. 纤维瘤

E. 淋巴管瘤

13. 交界性肿瘤是指（　　）

A. 介于良、恶性肿瘤之间的肿瘤

B. 具有癌和肉瘤结构的肿瘤

C. 具有癌变潜在可能性的良性肿瘤

D. 发生在表皮与真皮交界部位的肿瘤

E. 介于高分化与低分化之间的恶性肿瘤

14. 畸胎瘤是指（　　）

A. 胎儿畸形导致的肿瘤　　　B. 由两个或三个胚层组织构成的肿瘤

C. 先天性因素所致的肿瘤　　D. 不是真正的肿瘤

E. 胎儿体内发生的肿瘤

15. 肺转移性肝癌是指（　　）

A. 肝癌转移至肺　　　　　　B. 肺癌转移至肝

C. 肺癌和肝癌相互转移　　　D. 肺癌和肝癌转移到其他处

E. 其他处癌转移到肝和肺

16. 下列应命名为癌的是（　　）

A. 起源于淋巴组织的恶性肿瘤　　B. 起源于神经组织的恶性肿瘤

C. 起源于骨组织的恶性肿瘤　　　D. 起源于基底细胞的恶性肿瘤

E. 起源于造血组织的恶性肿瘤

17. 有关鳞状细胞癌Ⅰ级正确的描述是（　　）

A. 癌巢清楚，细胞间桥存在，常有癌珠

B. 癌巢欠清，细胞间桥存在，无癌珠

C. 癌巢不清，无细胞间桥，无癌珠

D. 癌巢呈大片状，仍有鳞状上皮的某些特点

E. 癌细胞突破基膜仅5mm之内

18. 癌前病变的正确说法是（　　）

A. 具有癌变潜在可能性的良性肿瘤

B. 具有癌变潜在可能性的良性病变

C. 已发生癌变的良性病变

D. 癌变前的肿瘤

E. 可能会发生转移的癌

19. 下列属于癌前病变的是（　　）

　A. 炎性假瘤　　　　　　　B. 结肠腺瘤样息肉病

　C. 畸胎瘤　　　　　　　　D. 皮下脂肪瘤

　E. 子宫平滑肌瘤

20. 对霍奇金淋巴瘤具有诊断意义的细胞是（　　）

　A. 嗜酸粒细胞　　　　　　B. 镜影细胞

　C. 异物巨细胞　　　　　　D. 类上皮细胞

　E. 淋巴母细胞

21. 下列应称为肉瘤的是（　　）

　A. 起源于子宫黏膜上皮的恶性肿瘤

　B. 起源于生殖细胞的恶性肿瘤

　C. 起源于肝细胞的恶性肿瘤

　D. 起源于鳞状上皮的恶性肿瘤

　E. 起源于平滑肌组织的恶性肿瘤

22. 癌细胞多层排列，构成大小不等、形态不一的腺体结构，诊断为（　　）

　A. 印戒细胞癌　　　　　　B. 囊腺癌

　C. 胶样癌　　　　　　　　D. 单纯癌

　E. 腺癌

23. 下列为良性瘤的是（　　）

　A. 白血病　　　　　　　　B. 神经母细胞瘤

　C. 骨母细胞瘤　　　　　　D. 尤文瘤

　E. 骨髓瘤

24. 平滑肌瘤最常发生于（　　）

　A. 血管　　　B. 子宫　　　C. 骨

　D. 肠道　　　E. 食管

25. 肉瘤是指（　　）

　A. 由平滑肌发生的恶性肿瘤　　B. 由间叶组织发生的肿瘤

C. 由间叶组织发生的恶性肿瘤　　D. 由间质发生的恶性肿瘤

E. 由纤维组织发生的恶性肿瘤

26. 鳞状上皮非典型性增生Ⅲ级的标准是（　　）

A. 异型增生的上皮细胞不超过上皮全层的1/3

B. 异型增生的上皮细胞不超过上皮全层的2/3

C. 异型增生的上皮细胞超过上皮全层的2/3，未达全层

D. 异型增生的上皮细胞已达上皮全层

E. 异型基底细胞增生达三层

27. 燃烧的卷烟产生的哪种化学物质与肺癌关系最密切（　　）

A. 芳香胺类化合物　　　B. 亚硝胺类化合物

C. 多环芳烃类化合物　　D. 霉菌毒素

E. 氨基偶氮类化合物

28. 正常细胞转变为肿瘤细胞的关键步骤为（　　）

A. 原癌基因激活　　　B. 免疫功能降低　　　C. 癌基因失活

D. 内分泌失调　　　　E. 抗癌基因激活

29. 癌和肉瘤最根本的区别是（　　）

A. 组织来源　　　　　B. 外在环境　　　　　C. 内在环境

D. 形成方式　　　　　E. 以上都不对

30. X线检查时，肿块周围出现毛刺样或放射状改变，是因为（　　）

A. 肿瘤呈外生性生长　　B. 肿瘤呈膨胀性生长

C. 肿瘤呈浸润性生长　　D. 支气管周围肺组织实变

E. 肿瘤呈结节状

三、问答题

1. 简述恶性肿瘤的异型性。

2. 请说出恶性肿瘤的扩散方式。

3. 试比较良、恶性肿瘤的区别。

4. 试比较癌与肉瘤的区别。

5. 简述肿瘤对机体的影响。

第五章

心血管系统疾病

【学习内容提炼，涵盖重点考点】

第一节 风湿病

一、概述

1. 风湿病概念 是一种与 A 组乙型溶血性链球菌感染有关的变态反应性炎性疾病。主要侵犯结缔组织，以形成风湿小体为其病理特征。心脏、关节和血管最常被累及，以心脏病变为最重。

2. 好发部位、好发年龄、地区特点 多发于 5～15 岁，以 6～9 岁为发病高峰，男女患病率无差别。

二、病因及发病机制

风湿病是与链球菌感染有关的变态反应性疾病。

三、基本病理变化

1. 变质渗出期（非特异性炎） 结缔组织基质的黏液变性：胶原纤维肿胀、断裂、崩解，基质蛋白多糖↑→纤维素样坏死；少量浆液和炎症细胞（淋巴细胞、浆细胞和单核细胞）浸润。此期病变持续 1 个月。

2. 增生期（肉芽肿期） 病变在心肌间质，风湿性肉芽肿，即 Aschoff

小体（Aschoff body），近似梭形，中心部为纤维素样坏死灶，周围有各种细胞成分。风湿细胞（Aschoff 细胞）：胞质丰富，嗜碱性，核大，呈卵圆形、空泡状。染色质集中于核的中央，核的横切面状似枭眼；纵切面上，染色质状如毛虫。少量淋巴细胞和个别中性粒细胞。此期病变持续 2~3 个月。

3. 瘢痕期（愈合期）　出现纤维母细胞，产生胶原纤维，并变为纤维细胞。整个小体变为梭形小瘢痕。此期病变持续 2~3 个月。

上述整个病程为 4~6 个月。该疾病可反复发作。

四、各个器官的病变

（一）风湿性心脏病

1. 风湿性心内膜炎

（1）好发部位：二尖瓣；二尖瓣＋主动脉瓣。

（2）赘生物特点：多个，粟粒大小，灰白色，单行排列于瓣膜闭锁缘，附着牢固，不易脱落；镜下为白色血栓，由血小板和纤维素构成，伴小灶状的纤维素样坏死，其周围可出现少量风湿细胞。

（3）结局及影响：反复发作，结缔组织增多→病变纤维化→瘢痕→瓣膜增厚。

马氏斑（Mc Callum patch）：瓣膜病变导致瓣膜口狭窄或关闭不全，受血流反流冲击较重，引起左房后壁粗糙，内膜增厚，称为 Mc Callum 斑。

晚期：反复发作→疣状赘生物机化→瓣膜口狭窄或关闭不全（形成慢性心瓣膜病）。

2. 风湿性心肌炎

（1）部位：心肌间质结缔组织。

（2）病变特点：小动脉旁出现 Aschoff 小体，弥漫分布。

（3）结局及影响：风湿小体机化形成小瘢痕；在儿童可发生急性充血性心力衰竭。

3. 风湿性心包炎

（1）病变：累及心外膜脏层；浆液性、纤维素性渗出→绒毛心；不完全吸收→机化、粘连→缩窄性心包炎。

（2）结局及影响。

（二）风湿性关节炎

风湿性关节炎以浆液性渗出为主，主要累及大关节——膝关节、肩关节等，游走性，反复发作性。红、肿、热、痛、功能障碍。关节腔积液。因为是浆液性变，所以急性期后渗出物可完全被吸收，不留后遗症。

（三）皮肤病变

1. 渗出性病变　环形红斑——多见于躯干和四肢皮肤——光镜下：真皮浅层血管充血，周围水肿及淋巴细胞和单核细胞浸润，1~2天消退。

2. 增生性病变　皮下结节：肘、膝等关节附近伸侧面皮下结缔组织。圆形或椭圆形，质硬，无压痛。光镜下：结节中心为大片的纤维素样坏死物，周围呈放射状排列的Aschoff细胞和成纤维细胞，伴有以淋巴细胞为主的炎细胞浸润。

（四）风湿性动脉炎

风湿性动脉炎以小动脉受累常见。

（五）风湿性脑病

风湿性脑病表现为脑的风湿性动脉炎和皮质下脑炎。光镜下：神经细胞变性，胶质细胞增生及胶质结节形成。累及锥体外系的风湿性脑病患儿出现肢体的不自主运动，称为"小舞蹈症"

第二节　感染性心内膜炎

一、急性感染性心内膜炎

（一）病因与发病机制

本病主要由致病力强的化脓菌（如金黄色葡萄糖菌、溶血性链球菌、肺炎球菌等）引起。

局部化脓性炎症—败血症—心内膜。

多发生在原来正常的心内膜上，多单独侵犯二尖瓣或主动脉瓣。

（二）病理改变

心瓣膜的急性化脓性炎：形成疣状赘生物——由脓性渗出物、血栓、细菌菌落、坏死组织构成。赘生物体积大、质地松脆、呈灰黄色或浅绿色，易破碎。受累瓣膜，可发生破裂、穿孔或腱索断裂。

（三）结局和合并症

1. 脱落的带有细菌的栓子可引起心、肺、脑、肾、脾等器官的梗死和多发性栓塞性小脓肿。
2. 引起急性心瓣膜功能不全→心力衰竭。
3. 赘生物机化、瘢痕形成，可导致慢性心瓣膜病。

二、亚急性感染性心内膜炎

临床上起病隐匿，病程较长，可迁延数月，甚至 1～2 年。
1. 病因及感染途径　草绿色链球菌；常常在已有病变的心瓣膜上发生。
2. 部位　二尖瓣和主动脉瓣。
3. 病变特点　在原有病变的瓣膜上形成疣状赘生物（肉眼：单个，较大，息肉状或菜花状，颜色污秽，质地松脆；镜下：细菌团，坏死组织，肉芽组织，白色血栓成分）。
4. 结局及合并症　90% 可以治愈，少数有合并症。
（1）瓣膜变形：瓣膜口狭窄或关闭不全。
（2）动脉型栓塞：引起脑、肾、脾等梗死，常为无菌性梗死。
（3）变态反应：微栓塞引起局灶性或弥漫性肾小球肾炎；皮肤出现红色，有压痛的小结节——Osler 结节。
（4）败血症。

第三节　心脏瓣膜病

心瓣膜病是指心瓣膜因先天性发育异常或后天性疾病造成的器质性病变，表现为瓣膜口狭窄和（或）关闭不全。瓣膜关闭不全是指心瓣膜关闭时瓣膜口不能完全闭合，使一部分血液反流。瓣膜口狭窄是指瓣膜开放时不能充分张开，瓣膜口因而缩小，导致血流通过障碍。

一、二尖瓣狭窄

（一）血流动力学改变

左心的变化：早期，左心房发生代偿性扩张和肥大。后期，左心房代偿失调，心房收缩力减弱而呈高度扩张（肌原性扩张）。

右心的变化：由于长期肺动脉压升高，导致右心室代偿性肥大，后期出现肌原性扩张，继而右心房淤血。

（二）临床病理联系

听诊：心尖区隆隆样舒张期杂音。X线检查，显示左心房增大。肺淤血时出现呼吸困难、发绀，面颊潮红（二尖瓣面容）。右心衰竭时，体循环淤血，出现颈静脉怒张，各器官淤血水肿，肝淤血肿大，下肢水肿，浆膜腔积液。晚期X线显示"梨形心"。

二、二尖瓣关闭不全

（一）血流动力学改变

左心房代偿性肥大、左心室代偿性肥大。以后，左心室和左心房均可发生代偿失调（左心衰竭），从而依次出现肺淤血、肺动脉高压、右心室和右心房代偿性肥大、右心衰竭及体循环淤血。左心室代偿性肥大和失代偿可出现肌原性扩张。

（二）临床病理联系

X线检查，左心室肥大，晚期心脏呈"球形心"，听诊时心尖区可闻及吹风样收缩期杂音，其他血液循环变化与二尖瓣口狭窄相同。

三、主动脉瓣关闭不全

（一）血流动力学改变

左心室发生代偿性肥大。久之，发生失代偿性肌原性扩张，依次引起肺淤血、肺动脉高压、右心肥大、右心衰竭、体循环淤血。

（二）临床病理联系

听诊时，在主动脉瓣区可闻舒张期杂音，脉压增大，患者可出现水冲脉、血管枪击音及毛细血管搏动征、心绞痛。

四、主动脉瓣狭窄

（一）血流动力学改变

左心室出现代偿性肥大，左心室壁肥厚，但心腔不扩张（向心性肥大）。后期，左心室代偿失调而出现肌原性扩张，左心室血量增加，继之出现左心房淤血。久之，左心房衰竭，引起肺循环、右心功能和体循环障碍。

（二）临床病理联系

X线检查，心脏呈靴形，听诊时，主动脉瓣听诊区可闻吹风样收缩期杂音。晚期常出现左心衰竭，引起肺淤血。

第四节　原发性高血压

一、概　　述

原发性高血压是一种原因未明的，以体循环动脉血压升高 [收缩压 ≥ 140mmHg（18.4kPa）和（或）舒张压 ≥ 90mmHg（12.0 kPa）] 为主要表现的独立性全身性疾病，以全身细动脉硬化为基本病变，常引起心、脑、肾及眼底病变，并有相应的临床表现。

二、病因与发病机制

（一）病因

病因包括遗传因素；饮食因素；职业及社会心理应激因素。

（二）发病机制

1. 大脑皮质兴奋与抑制平衡失调，血管中枢收缩冲动占优势。

2. 交感神经兴奋→血管收缩→肾缺血→球旁细胞分泌肾素。

3. 基因变化。

4. Na^+潴留。

三、类型及病变

(一) 良性（缓进型）高血压

1. 功能紊乱期　全身细动脉痉挛。

2. 动脉系统病变期（基本病变）

（1）细动脉玻璃样变（细动脉硬化）：内皮下均匀粉染蛋白性物质沉积；管壁增厚、变硬；管腔狭窄甚至闭塞。这是高血压的主要病变特征。最易累及的是肾的入球小动脉和视网膜动脉。

（2）肌型动脉：主要累及肾小叶间动脉、弓状动脉及脑动脉等。

中膜增厚—肌纤维母细胞（SMC）肥大、增生，内弹力板分离：双层；内膜增厚：SMC增生、纤维组织增多—管腔有一定狭窄。

（3）大动脉。

3. 器官病变期　器官病变分两类：第一类是由于血管狭窄造成的器官代偿性变化；第二类是由于供血不足造成的缺血性变化（肾、脑）。

（1）心脏：肥大，特别是左心肥大。早期心肌肥厚，向心性肥大，晚期心腔扩张，离心性肥大。高血压性心脏病。

（2）肾脏：高血压性固缩肾（原发性颗粒性固缩肾）：肉眼可见整个肾脏体积缩小；镜下可见入球小动脉玻璃样变性，相应肾单位（肾小球、肾小管）萎缩，结缔组织收缩，周围肾单位代偿性肥大。

（3）脑：出血、小灶状梗死。

脑动脉病变——细小动脉玻璃样变性，重者纤维素样坏死，继发血栓形成；二者均可继发微动脉瘤形成。

脑出血：管壁破裂出血，最常发生于基底核、内囊，其次为大脑白质、脑桥和小脑。

脑小灶状梗死：细小动脉玻璃样变性→管腔狭窄或纤维素样坏死→血栓形成，造成局部脑组织缺血，梗死，形成小软化灶。

（4）视网膜病变：视网膜中央动脉硬化，视盘水肿，视网膜渗液、出血。

（二）恶性（急进型）高血压

1. 基本病变　特征是增生性小动脉硬化和坏死性细动脉炎。

（1）细动脉：纤维素样坏死；累及中膜和内膜，并有血浆内渗，使管壁极度增厚。

（2）小动脉：增生性动脉内膜炎；内膜增厚，SMC 增生，呈同心圆样排列，形成层状洋葱皮样病变。

2. 对机体的影响　主要累及脑、肾。

（1）肾：入球小动脉及节段性肾小球毛细血管丛纤维素样坏死→血栓形成→小灶状梗死。肉眼：肾表面有多数出血点；切面有多数斑点状微梗死灶。

（2）脑：局部缺血，微梗死灶、出血。

第五节　动脉粥样硬化

定义：广泛累及大、中动脉，以脂质（主要是胆固醇）在大、中血管的内膜沉积、平滑肌细胞和胶原纤维增生，继发坏死，形成粥样斑块，常造成血管腔不同程度的狭窄及血管壁硬化的疾病，相应器官可出现缺血性改变。

一、病因及发病机制

（一）致病因素

1. 血脂异常　动脉粥样硬化（AS）的严重程度随胆固醇水平的升高而升高。特别是血浆 LDL、VLDL 水平的持续升高和 HDL 水平的降低，与 AS 发病率呈正相关。

氧化 LDL 是最重要的致粥样硬化因子。HDL 具有保护作用。

2. 高血压。

3. 吸烟。

4. 相关疾病　糖尿病，甲状腺功能减退，肾病综合征。

5. 年龄。

6. 其他　性别，感染，肥胖等。

（二）发病机制

脂源性学说、致突变学说、损伤应答学说及受体缺失学说等。

二、基本病变

（一）脂纹期

脂纹（fatty streak）是 AS 早期病变。动脉内膜上出现帽针头大小斑点及宽 1~2mm、长短不一的黄色条纹，不隆起或稍微隆起于内膜表面。镜下为泡沫细胞聚集。泡沫细胞来源：血中单核细胞→巨噬细胞；中膜平滑肌细胞。

（二）纤维斑块期

肉眼观，纤维斑块（fibrous plaque）为隆起于内膜表面的灰黄色斑块。随着斑块表层的胶原纤维不断增加及玻璃样变，脂质被埋于深层，斑块乃逐渐变为瓷白色。镜检下，斑块表面为一层纤维帽，纤维帽之下有不等量的增生的 SMC、巨噬细胞及两种泡沫细胞，以及细胞外脂质及基质。

（三）粥样斑块期

粥样斑块亦称粥瘤。肉眼观为明显隆起于内膜表面的灰黄色斑块。切面，表层的纤维帽为瓷白色，深部为多量黄色粥糜样物质（由脂质和坏死崩解物质混合而成）。镜下，纤维帽玻璃样变，深部为大量无定形坏死物质，其内见胆固醇结晶（石蜡切片上为针状空隙）、钙化等。底部和边缘可有肉芽组织增生，外周可见少许泡沫细胞和淋巴细胞浸润。病变严重者中膜 SMC 呈不同程度萎缩，中膜变薄。外膜可见新生毛细血管、不同程度的结缔组织增生及淋巴细胞、浆细胞浸润。

三、复合性病变

1. 斑块内出血　形成血肿。
2. 斑块破裂　形成溃疡；栓塞。
3. 血栓形成　引起梗死。
4. 钙化。

5. 动脉瘤形成　真性动脉瘤—血管壁局部扩张，向外膨胀；夹层动脉瘤：中膜撕裂，血液进入血管中膜。

四、主要动脉的病变

1. 主动脉粥样硬化　好发于主动脉后壁及其分支开口处，以腹主动脉病变最为严重，依次为胸主动脉、主动脉弓和升主动脉。易形成动脉瘤。

2. 脑动脉粥样硬化　最常见于颈内动脉起始部、基底动脉、大脑中动脉和Willis环。脑萎缩、脑梗死。

3. 肾动脉粥样硬化　最常见于肾动脉开口处及主干近侧端。导致AS性固缩肾。

4. 四肢动脉粥样硬化　常发生在下肢动脉——髂动脉、股动脉及前后胫动脉。导致肌萎缩、跛行，坏疽。

5. 冠状动脉粥样硬化（症）。

第六节　冠状动脉性心脏病

一、定　义

由于冠状动脉病变或痉挛引起心肌供血不足导致的心脏病变。

二、病　因

1. 冠状动脉粥样硬化　左前降支为主；狭窄，继发血栓形成、斑块内出血→缺血性心脏病。

2. 动脉痉挛　心性急死者只有30%～50%有血栓形成。

3. 冠状动脉炎症　较少见。

三、病　变　类　型

1. 心绞痛。

2. 心肌梗死（MI）

（1）好发部位：左状动冠脉＞右状动冠脉。

50%：左前降支—左心室前壁、心尖部、室间隔前2/3。

25%：右冠状动脉—左室后壁、室间隔后 1/3、右心室。

其他：左回旋支—左室侧壁。

（2）范围：广泛小灶状梗死，累及各层，少数只累及心内膜下。

（3）病变：肉眼：梗死区形状不规则；镜下：早期—心肌凝固性坏死，中性粒细胞浸润；4 天后，梗死灶外围出现充血出血带；7 天~2 周，边缘区开始出现肉芽组织，3 周后，肉芽组织开始机化，逐渐形成瘢痕。

（4）合并症

1）心力衰竭：累及二尖瓣乳头肌，可致二尖瓣关闭不全而诱发急性左心衰竭。

2）心脏破裂：梗死后 2 周内发生，好发部位为左心室下 1/3 处、室间隔和左心室乳头肌。发生于左心室前壁者，还可继发心脏压塞，导致迅速死亡。

3）室壁瘤：常见于 MI 的愈合期。多发生于左心室前壁近心尖处。原因是：梗死的心肌或瘢痕组织在左心室内压力作用下，形成局限性的向外膨隆。

4）附壁血栓形成：多见于左心室。MI 造成心内膜粗糙，或室壁瘤造成血流形成涡流。

5）心源性休克：MI 面积＞40% 时，心肌收缩力极度减弱→心排血量显著↓→休克。

6）心律失常：MI 累及传导束。

7）急性心包炎：MI 后 2~4 天发生。

第七节　心　肌　病

一、原发性心肌病

原发型心肌病可分为三型：

1. 扩张性心肌病（充血性心肌病）　属于心肌病中最常见的类型，约占 90%。

病变特征：进行性心肌肥大、心腔扩张和心肌收缩力下降。心内膜增厚，常见附壁血栓。

镜下：心肌细胞肥大、变性（肌原纤维减少）；间质纤维化。

2. 肥厚性心肌病　50% 家族性。

特征：左心室显著肥厚、室间隔不对称增厚、舒张期心室充盈异常，左心室流出道受阻。

病理：心脏增大，室间隔不规则增厚；心肌细胞异常肥大，心肌纤维走行紊乱。

临床：心排血量下降，肺动脉高压可致呼吸困难。

3. 限制性心肌病

特征：心室充盈受限。

病变：心室内膜和内膜下心肌进行性纤维化（以心尖部为重），导致心室壁顺应性降低，心腔狭窄。

二、克 山 病

病理特征：心肌严重的变性、坏死和瘢痕形成。心腔扩大，心室壁变薄，心尖部为重，心脏呈球形。

第八节 心 肌 炎

一、定 义

心肌炎是指各种原因引起的心肌局限性或弥漫性炎症。

二、分 类

心肌炎可分为病毒性、细菌性、寄生虫性、免疫反应性和孤立性心肌炎。

三、病 变 特 点

（一）病毒性心肌炎

病因：柯萨奇病毒、埃可病毒、流感病毒和风疹病毒等。

病理变化：坏死性心肌炎；心肌细胞变性坏死，间质弥漫性细胞浸润，淋巴单核细胞为主，心肌成条索状。晚期，心肌间质纤维化，心腔扩张。

（二）孤立性心肌炎（特发性心肌炎）

1. 弥漫性间质性心肌炎 心肌间质或小血管周围有较多淋巴细胞等浸

润。早期心肌细胞很少变性，坏死。

2. 特发性巨细胞性心肌炎　局灶的心肌内可见灶性坏死和肉芽肿的形成。

（三）免疫反应性心肌炎

免疫反应性心肌炎见于一些变态反应性疾病。病变主要表现为心肌间质性炎。

模拟试题测试，提高应试能力

一、名词解释

1. 原发性高血压　2. 脑软化　3. 高血压脑病　4. 原发性颗粒性固缩肾
5. 冠心病　6. 泡沫细胞　7. 粥样斑块　8. 室壁瘤　9. 风湿性肉芽肿

二、选择题（以下每一考题下面有 A、B、C、D、E 5 个备选答案，请从中选一个最佳答案）

1. 目前认为良性高血压的病因主要是（　　）

A. 心理社会因素　　　　　　B. 遗传因素

C. 肥胖　　　　　　　　　　D. 肾疾病

E. 年龄

2. 有关良性高血压的叙述，错误的是（　　）

A. 基本病变是细动脉硬化　　B. 基本病变是小动脉硬化

C. 可引起左心室肥大　　　　D. 脑出血是常见致死原因

E. 原发性颗粒性固缩肾

3. 恶性高血压的主要病变特点是（　　）

A. 细、小动脉硬化　　　　　B. 血管壁玻璃样变性

C. 增生性小动脉硬化和坏死性细动脉炎

D. 动脉粥样硬化　　　　　　E. 病变主要发生在心脏

4. 原发性高血压最常累及的血管是（　　）

A. 大、中动脉　　　　　　　B. 大、中静脉

C. 毛细血管　　　　　　　　D. 细、小动脉

E. 大动脉、大静脉

5. 良性高血压最严重的并发症是（　　）

A. 左心室肥大　　B. 脑出血　　　C. 原发性固缩肾
D. 视网膜水肿　　E. 高血压性心脏病

6. 良性高血压血压持续升高的主要原因是（　　）

A. 细小动脉痉挛　　　B. 细小动脉硬化　　　C. 钠、水潴留
D. 外周阻力降低　　　E. 血容量持续升高

7. 良性高血压时，心脏的主要病变是（　　）

A. 左心房肥大　　　B. 左心室肥大　　　C. 右心房肥大
D. 右心室肥大　　　E. 左、右心室肥大

8. 良性高血压时，患者一侧内囊出血，主要表现为（　　）

A. 同侧偏瘫　　　　B. 截瘫　　　　C. 瞳孔对光反射消失
D. 交叉性瘫痪　　　E. 对侧偏瘫

9. 动脉粥样硬化的物质基础是（　　）

A. 高脂血症　　　　B. HDL 增高　　　C. 管壁通透性增大
D. 平滑肌细胞增生　E. 形成大量的泡沫细胞

10. 动脉粥样硬化好发于（　　）

A. 大、中动脉　　　B. 毛细血管　　　C. 细、小动脉
D. 全身静脉　　　　E. 全身动脉

11. 泡沫细胞来源于（　　）

A. 单核吞噬细胞、平滑肌细胞
B. 内皮细胞、平滑肌细胞
C. 纤维细胞、单核吞噬细胞
D. 纤维细胞、内皮细胞
E. 纤维细胞、平滑肌细胞

12. 粥样斑块中，镜下观呈针状空隙，它们是（　　）

A. 泡沫细胞　　　　B. 胆固醇结晶　　　C. 坏死物质
D. 钙盐　　　　　　E. 单核吞噬细胞

13. 冠状动脉粥样硬化最常好发于（　　）

A. 左旋支　　　　　B. 右旋支　　　　C. 左主干
D. 右冠状动脉　　　E. 左前降支

14. 冠状动脉粥样硬化引起心肌急剧暂时性缺血、缺氧属（　　）

A. 心绞痛　　　　　B. 心肌梗死　　　C. 心肌纤维化

D. 冠状动脉性猝死　　　E. 心肌劳损

15. 心肌梗死是因为（　　）

A. 严重感染所致　　B. 心肌暂时性缺血　　C. 心肌慢性缺血

D. 心肌脂肪变性　　E. 心肌严重持久缺血、缺氧

16. 心肌梗死最常发生在（　　）

A. 左室后壁　　　　B. 左室侧壁　　　　C. 右心室

D. 左室前壁　　　　E. 室间隔后 2/3 区域

17. 心肌梗死最常见的并发症是（　　）

A. 心力衰竭　　　　B. 心律失常　　　　C. 心脏破裂

D. 室壁瘤　　　　　E. 休克

18. 关于心肌梗死的叙述错误的是（　　）

A. 区域性心肌梗死多见　　B. 心肌梗死属贫血性梗死

C. 心内膜下梗死多见　　　D. CPK 具有早期诊断价值

E. 病理变化呈动态的演变过程

19. 关于心绞痛的叙述错误的是（　　）

A. 心肌暂时缺血所致　　B. 可产生放射痛

C. 含服硝酸制剂可缓解　　D. 持续时间长

E. 属 CHD 的一种

20. 下列关于风湿性心内膜炎的描述中正确的是（　　）

A. 瓣膜赘生物牢固相连　　B. 瓣膜赘生物内有细菌

C. 受累瓣膜易穿孔　　　　D. 受累瓣膜以三尖瓣为主

E. 赘生物位于房室瓣的心室面

21. 关于风湿病的论述不正确的是（　　）

A. 风湿病是累及全身结缔组织的变态反应性疾病

B. 心脏病变对患者危害最大

C. 风湿性心内膜炎引起的慢性心瓣膜病严重影响心脏功能

D. 风湿性关节炎常可导致关节畸形

E. 皮下结节和环形红斑对临床诊断风湿病有帮助

22. 下述关于风湿病的叙述错误的是（　　）

A. 抗生素的广泛应用，降低了风湿病的发病率

B. 抗体滴定度增高提示本病是由溶血性链球菌直接作用引起的

C. 多见于温带、亚热带

D. 是一种结缔组织病

E. 早期咽部培养，溶血性链球菌阳性率达 70% ~ 90%

23. 下述关于慢性心瓣膜病的叙述错误的是（   ）

A. 多由风湿性和亚急性细菌性心内膜炎引起

B. 表现为瓣膜口狭窄和（或）瓣膜关闭不全

C. 二尖瓣最常受累，其次是主动脉瓣

D. 可引起血流动力学和心脏的变化

E. 一般不会同时累及两个以上的瓣膜

24. 冠状动脉粥样硬化，最常受累的动脉分支是（   ）

A. 右冠状动脉主干　　　B. 左冠状动脉主干　　　C. 右冠状动脉内旋支

D. 左冠状动脉内旋支　　E. 左冠状动脉前降支

25. 关于二尖瓣狭窄的叙述错误的是（   ）

A. 左心室肥大、扩张　　B. 右心室肥大、扩张　　C. 左心房肥大、扩张

D. 右心房肥大、扩张　　E. 肺淤血、水肿

26. 风湿小体发生于（   ）

A. 心瓣膜　　　　　　B. 心肌细胞　　　　　　C. 心肌间质

D. 关节滑膜　　　　　E. 心外膜

27. 对于风湿性关节炎的叙述错误的是（   ）

A. 成人多于儿童

B. 主要累及大关节

C. 关节表现为红、肿、热、痛、功能障碍

D. 关节腔内渗出浆液及纤维蛋白

E. 反复发作易致关节畸形

28. 左心衰竭时发生淤血的器官是（   ）

A. 肝　　　　B. 肺　　　　C. 肾　　　　D. 脑　　　　E. 脾

29. 风湿性心内膜炎最常受累的瓣膜是（   ）

A. 二尖瓣　　　　　　B. 三尖瓣　　　　　　C. 主动脉瓣

D. 肺动脉瓣　　　　　E. 三尖瓣和肺动脉瓣

30. 患者，男，42 岁。长期胸闷，气短，心痛，未及时就医，不幸死亡，尸解发现心包狭窄，包内有绒毛状物。则该人长期患有的疾病为（   ）

A. 心肌梗死　　　　　　B. 心律失常，期前收缩，心动过速
C. 风湿性心外膜炎　　　D. 心瓣膜病
E. 心内膜炎

31. 患者，女，45岁。其兄因车祸亡，其悲痛万分，当下倒地身亡。据说其有心脏病史。则患者死因可能是（　　）
A. 心力衰竭　　　　　　B. 心肌梗死　　　　　C. 心肌炎
D. 心外膜炎　　　　　　E. 心内膜炎

三、问答题

1. 良性高血压的病变过程可以分为几期？
2. 良性高血压时脑出血的主要部位在哪？为什么易发生脑出血？
3. 良性高血压时心、脑、肾、视网膜的病理变化各有何特点？
4. 动脉粥样硬化发生的危险因素有哪些？
5. 动脉粥样硬化的病变过程有何特点？
6. 什么是心绞痛？它有何临床特点？
7. 风湿病病变过程分为哪几期？最具特征性的病变是什么？简述其镜下特点。

第六章

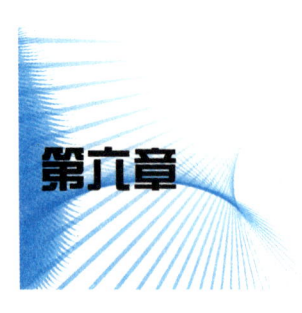

呼吸系统疾病

【学习内容提炼，涵盖重点考点】

第一节 慢性阻塞性肺疾病

一、慢性支气管炎

慢性支气管炎（chronic bronchitis）是指气管、支气管黏膜及其周围组织的慢性非特异性炎症。临床上以反复咳嗽、咳痰或伴有喘息症状为特征，且症状每年至少持续3个月，连续2年以上。

（一）病因和发病机制

感冒；寒冷气候；病毒感染和继发性细菌感染；最常见的病毒是鼻病毒、腺病毒和呼吸道合胞病毒，细菌最常见的是肺炎球菌、肺炎克雷伯杆菌、流感嗜血杆菌、奈瑟球菌等。吸烟；长期接触工业粉尘、大气污染和过敏因素。

内在因素：机体抵抗力降低，呼吸系统防御功能受损、神经内分泌功能失调。

（二）病理变化

各级支气管均可受累。反复的损伤和修复。

1. 黏膜上皮病变　纤毛倒伏、脱失。上皮细胞变性、坏死、脱落，杯状细胞增多，并可发生鳞状上皮化生。

2. 黏液腺肥大、增生，分泌亢进，浆液腺发生黏液化。

3. 管壁充血，淋巴细胞、浆细胞浸润。

4. 管壁平滑肌束断裂、萎缩，软骨变性、萎缩，钙化或骨化。

（三）临床病理联系

咳嗽、咳痰、喘息。痰一般呈白色黏液泡沫状。

二、肺气肿

肺气肿（pulmonary emphysema）是指呼吸细支气管以远的末梢肺组织（包括呼吸性支气管、肺泡管、肺泡囊、肺泡）因残气量增多而呈持久性扩张，并伴有肺泡间隔破坏，以致肺组织弹性减弱、容积增大的一种病理状态。

（一）病因和发病机制

1. 阻塞性通气障碍　慢性支气管炎等细支气管炎症—造成管壁增厚，管腔狭窄，阻塞或塌陷。

2. 老年性　肺组织发生退行性变，弹性回缩力降低而引起。

3. 抗胰蛋白酶缺乏导致弹性蛋白酶增多、活性增高—降解肺组织中的弹性蛋白、胶原蛋白和蛋白多糖，导致肺的组织结构受损。

先天性：常染色体隐性遗传病，发病年龄早，有家族史，病程短，多为全腺泡型肺气肿。

（二）类型及其病变特点

1. 肺泡性肺气肿　由于常合并小气道阻塞性通气障碍，故又有慢性阻塞性肺气肿之称。

（1）腺泡中央型肺气肿：肺腺泡中央区的呼吸性细支气管囊状扩张，肺泡管、肺泡囊变化不明显。

（2）腺泡周围型肺气肿：也称隔旁肺气肿。肺腺泡远侧端的肺泡管和肺泡囊扩张，而近侧端的呼吸细支气管基本正常。

（3）全腺泡型肺气肿。

2. 间质性肺气肿　是由于肺内压急剧升高，肺泡壁或细支气管壁破裂，气体逸入肺间质内，在小叶间隔与肺膜连接处形成串珠状小气泡，分布于肺膜下。

（三）病理变化

1. 肉眼　肺显著膨大，边缘钝圆，色泽灰白，表面常可见肋骨压痕，肺组织柔软而弹性差，指压后的压痕不易消退，触之捻发音增强。
2. 镜下　肺泡扩张，间隔变窄，肺泡孔扩大，肺泡间隔断裂，肺泡壁毛细血管减少，肺小动脉内膜纤维性增厚。扩张的肺泡融合成较大的囊腔。小支气管和细支气管可见慢性炎症。

（四）临床病理联系

气短，胸闷。合并呼吸道感染时，可出现缺氧、酸中毒等一系列症状。胸廓前后径增大，呈桶状胸。胸廓呼吸运动减弱。叩诊呈过清音，心浊音界缩小或消失，肝浊音界下降。语音震颤减弱。听诊时呼吸音减弱，呼气延长。可继发肺心病，严重者可出现呼吸衰竭及肺性脑病。

三、支气管扩张症

支气管扩张（bronchiectasis）是指支气管的持久性扩张。

（一）病因和发病机制

1. 管壁支撑结构的损坏　呼吸道反复感染——麻疹、百日咳、慢性支气管炎、结核。
2. 遗传因素（发育不良）——肺囊性纤维化。

（二）病理变化

本病多累及两侧肺，一般为段级以下至直径2mm以上的中小支气管受累。

1. 肉眼观　病变支气管可呈圆柱状或囊状扩张，肺呈蜂窝状。扩张的管腔内常潴有黄绿色脓性或血性渗出物。周围肺组织常发生程度不等的肺萎陷、纤维化和肺气肿。先天性支气管扩张常呈多囊状。
2. 镜下　支气管壁呈慢性炎症、弥漫性炎细胞浸润、不同程度的组织破坏、鳞状上皮化生、支气管周围的纤维组织增生。

(三）临床病理联系及结局

本病可并发肺脓肿、脓胸、脓气胸。若经血道播散可引起脑膜炎、脑脓肿等。可导致肺动脉高压，引起肺源性心脏病。

第二节 慢性肺源性心脏病

一、概　念

慢性肺源性心脏病（chronic corpulmonale）是因慢性肺疾病、肺血管及胸廓疾病引起肺循环阻力增加、肺动脉压力升高而导致的以右心室肥厚、扩张为特征的心脏病，简称慢性肺心病。

二、病因和发病机制

1. 慢性阻塞性肺疾病导致肺循环阻力增加和肺动脉高压。
2. 限制性肺疾病，如胸廓病变、脊柱弯曲、胸膜纤维化及胸廓成形术后等，引起限制性通气障碍。
3. 肺血管疾病。

三、病理变化

1. 肺病变　除原有病变外，细、小动脉病变是肺心病的肺内主要病变。肌型小动脉中膜肥厚、内膜下出现纵行肌束，无肌型细动脉肌化、肺小动脉炎，肺小动脉弹力纤维和胶原纤维增生以及肺小动脉血栓形成与机化。此外，肺泡壁毛细血管数量显著减少。

2. 心脏病变　右心室肥厚，心腔扩张，形成横位心，心尖主要由右心室构成。心尖钝圆、肥厚。心脏重量增加。肺动脉圆锥隆起，肺动脉瓣下 2cm 处右心室厚度超过 5mm（正常为 3～4mm），为肺心病重要的病理诊断指标。镜下，心肌细胞肥大，核增大着色深。肌纤维萎缩、肌浆溶解、横纹消失，间质水肿和胶原纤维增生。

四、临床病理联系

除原有肺疾病的症状和体征外，主要是逐渐出现的呼吸功能不全和右心衰竭的症状与体征。

第三节 肺 炎

一、大叶性肺炎

大叶性肺炎（lobar pneumonia）主要是由肺炎链球菌感染引起，病变起始于肺泡，并迅速扩展至整个或多个大叶的肺的纤维素性炎。

（一）病因和发病机制

1. 诱因　受寒、疲劳、醉酒、感冒、麻醉、糖尿病及肝、肾疾病等。
2. 内因　呼吸道的防御功能被削弱，机体抵抗力降低。

细菌侵入肺泡后，在其中繁殖，特别是形成的浆液性渗出物又有利于细菌生长，引起肺组织的变态反应，肺泡间隔毛细血管扩张，通透性增强，浆液和纤维蛋白原大量渗出，细菌和炎症可沿肺泡间孔或呼吸性支气管迅速向邻近肺组织蔓延。

（二）病理变化

1. 部位　病变一般发生在单侧肺，多见于左肺下叶，也可同时或先后发生于两个以上的肺叶。
2. 分期及特点

（1）充血水肿期：肺泡腔内有大量浆液性渗出物，混有少数红细胞、中性粒细胞和巨噬细胞，并含有大量细菌。

（2）红色肝样变期：肺泡腔内有大量红细胞，少量纤维蛋白、中性粒细胞、巨噬细胞。病变肺叶颜色较红，质实如肝。此期患者可有铁锈色痰。纤维素性胸膜炎。

（3）灰色肝样变期：肺泡腔内充满混有红细胞、中性粒细胞、巨噬细胞的纤维素性渗出物，病变肺叶质实如肝，明显肿胀，重量增加，呈灰白色。黏液脓痰，不易检出肺炎球菌。抗体形成。

（4）溶解消散期。

（三）并发症

1. 肺肉质变（pulmonary carnification）　某些大叶性肺炎患者中性粒细

胞渗出过少，其释出的蛋白酶不足以及时溶解和消除肺泡腔内的纤维素等渗出物，则由肉芽组织予以机化。肉眼观病变部位肺组织变成褐色肉样纤维组织，称为肺肉质变。

2. 肺脓肿及脓胸或脓气胸。

3. 纤维素性胸膜炎。

4. 败血症或脓毒败血症。

5. 感染性休克。

二、小叶性肺炎

小叶性肺炎（lobular pneumonia）主要由化脓菌感染引起，病变起始于细支气管，并向周围或末梢肺组织发展，形成以肺小叶为单位、呈灶状散布的肺化脓性炎。因其病变以支气管为中心故又称支气管肺炎（bronchopneumonia）。

（一）病因和发病机制

常见的致病菌有葡萄球菌、链球菌、肺炎球菌、流感嗜血杆菌、铜绿假单胞菌和大肠埃希菌等。诱因：传染病、营养不良、恶病质、慢性心力衰竭、昏迷、麻醉、手术后等，使机体抵抗力下降，呼吸系统的防御功能受损。

小叶性肺炎的发病常与那些致病力较弱的病菌菌群有关。通常是口腔或呼吸道内致病力较弱的常驻菌。在机体防御力下降时发病。因此，小叶性肺炎常常是某些疾病的并发症。

（二）病理变化

1. 部位　散布于两肺各叶，尤以背侧和下叶病灶较多。

2. 病变特征是肺组织内散布一些以细支气管为中心的化脓性炎症病灶。严重者，病灶互相融合甚或累及全叶，形成融合性支气管肺炎。镜下，病灶中支气管、细支气及其周围的肺泡腔内流满脓性渗出物。一般不累及胸膜。

（三）并发症

并发症包括心力衰竭、呼吸衰竭、脓毒败血症、肺脓肿及脓胸等。支气管破坏较重且病程较长者，可导致支气管扩张。

（四）临床病理联系

咳嗽，痰呈黏液脓性，听诊可闻及湿啰音。X线检查，可见肺野内散在不规则小片状或斑点状模糊阴影。在幼儿、年老体弱者，特别是并发于其他严重疾病时，预后大多不良（表6-1）。

表6-1 几种不同病原体所致肺炎的区别

	大叶性肺炎	小叶性肺炎	病毒性肺炎	支原体性肺炎
病因	肺炎双球菌	化脓菌	流感病毒、腺病毒、巨细胞病毒	支原体
好发	青壮年	小儿、老年、体弱者	多见于小儿	儿童、青年
性质	纤维素性炎	化脓性炎	渗出性炎	渗出性炎
分布	大叶、肺段	小叶	间质	间质
病变	四期	以细支气管为中心的化脓性炎	间质增宽，包涵体形成	间质增宽，但不形成明显的包涵体
渗出物	单一	不同或混合	单核淋巴细胞	单核淋巴细胞
结构	不破坏	破坏		
合并症	肉质样变，休克	肺脓肿、支气管扩张	混合感染，支气管扩张	混合感染

三、间质性肺炎

间质性肺炎是发生于肺间质的急性渗出性炎。

1. 病因　病毒、支原体感染。

2. 病变特点

大体：肺组织呈暗灰色，无明显实变。

镜下：肺泡间隔明显增宽，可见充血、水肿，炎性细胞浸润。肺泡内无明显渗出。

第四节　硅　肺

硅肺是长期吸入大量含游离二氧化硅（SiO_2）粉尘微粒所引起的以肺纤维化为主要病变的全身性疾病。

一、病因和发病机制

1. 病因　小于5μm的硅尘。尤以1～2μm的硅尘微粒引起的病变最为严重。

2. 机制 巨噬细胞"自杀"学说；免疫学说。

脱离硅尘作业后，肺部病变仍继续发展。

二、基本病变

硅结节形成和肺间质弥漫性纤维化是硅肺的基本病变。

1. 硅结节形成

（1）细胞性结节：吞噬硅尘的巨噬细胞局灶性聚积。

（2）纤维性结节：由纤维母细胞、纤维细胞和胶原纤维构成。

（3）玻璃样结节：镜下，典型的硅结节是由呈同心圆状或旋涡状排列的、已发生玻璃样变的胶原纤维构成。结节中央往往可见内膜增厚的血管。

2. 弥漫性间质纤维化，胸膜广泛增厚。

3. 淋巴结的病变 肿大，互相融合，正常结构被破坏，在纤维化基础上有典型的硅结节形成。

三、硅肺的分期和病变特点

1. Ⅰ期硅肺 硅结节主要局限在淋巴系统，肺组织中硅结节较少。

2. Ⅱ期硅肺 硅结节数量增多、体积增大，可散于全肺，但仍以肺门周围中、下肺叶较密集，总的病变范围不超过全肺的1/3。

3. Ⅲ期硅肺（重症硅肺） 硅结节密集融合成块，结节之间常有灶周肺气肿和肺不张。新鲜肺标本可竖立不倒，切开有砂粒感。入水下沉。

四、合并症

1. 硅肺结核病 硅肺合并结核病时称为硅肺结核病。越到晚期，并发概率越高。

2. 肺感染。

3. 慢性肺源性心脏病。

4. 肺气肿和自发性气胸。

第五节 呼吸系统常见恶性肿瘤

一、肺　癌

1. 发病概况。
2. 病因　肺癌与下列因素有关：
（1）吸烟。
（2）大气污染。
（3）职业因素。
（4）电离辐射。

3. 肺癌的组织发生　绝大多数肺癌均起源于各级支气管黏膜上皮，源于支气管腺体或肺泡上皮细胞者较少。因而肺癌实为支气管源性癌。

小细胞肺癌来自支气管黏膜及腺体的 Kultschitzky 细胞（嗜银细胞），属于 APUD 瘤。

支气管黏膜上皮可以经过两种途径癌变：①由基底细胞直接癌变；②经上皮增生、鳞状上皮化生、非典型增生、原位癌，逐渐演化为浸润癌。

4. 病理变化

（1）肉眼类型

1）中央型：癌块位于肺门部，由主支气管和叶支气管发生。形成环绕癌变支气管的巨大癌块，形状不规则或呈分叶状，与肺组织的界限不清，有时比较清晰。癌块周围可有卫星灶。有时癌块内也可见坏死空腔。

2）周围型：位于肺叶周边部，癌发生在段或亚段支气管，往往在近脏胸膜的肺组织内形成球形或结节状无包膜的癌块，与周围肺组织的界限较清晰，而与支气管的关系不明显。

3）弥漫型：此型罕见，癌组织沿肺泡管、肺泡弥漫性浸润生长，呈肺炎样外观，或呈大小不等的结节散布于多个肺叶内。

（2）组织学类型

1）鳞状细胞癌：占 30%～50%。肿瘤由支气管黏膜上皮经鳞状上皮化生恶变而来。肉眼通常是中央型，按组织血分化程度不同可分为高分化、中分化、低分化三级；为肺癌中最常见的类型。

2）小细胞癌：占 20%～25%，肉眼多为中央型，又称燕麦细胞癌。起源于支气管黏膜和黏液腺内 Kultschitzky 细胞，是一种具有异源性内分泌功能的肿瘤。

3）腺癌：约占 35%，发生率在肺癌中居第三位。肉眼多为周边型，亚型：肺泡细胞癌，又称细支气管 - 肺泡细胞癌，可能源于终末细支气管和肺泡上皮细胞，肿瘤细胞沿肺泡壁扩散，呈单层或多层排列。肉眼多呈弥漫型。

4）大细胞癌：主要由胞质丰富的大细胞组成，癌细胞高度异型。此型恶性程度颇高，生长快，容易侵入血管形成广泛转移。

5.扩散途径

（1）直接蔓延。

（2）转移：淋巴道转移——由支气管肺淋巴结到气管叉淋巴结、气管旁淋巴结，进而转移至纵隔、锁骨上、腋窝、颈部淋巴结等。癌细胞侵入肺静脉而发生血道转移。脑、肾上腺和骨是肺癌转移的常见部位。小细胞癌比鳞癌和腺癌更易发生血道转移。

6.临床病理联系

（1）肺部症状。

（2）转移症状：胸腔血性积液、上腔综合征、交感神经麻痹综合征、上肢疼痛及手部肌肉萎缩。

（3）神经内分泌症状：类癌综合征、副肿瘤综合征（paraneoplastic syndrome）。

二、鼻咽癌

（一）病因

本病可能与环境、病毒、遗传等方面因素有关。

（二）病理变化

1.好发部位　最常见于鼻咽顶部，其次是外侧壁和咽隐窝，前壁最少见。

2.肉眼　早期为局部黏膜粗糙或稍隆起；后为结节型、菜花型、黏膜下型、溃疡型。

3.组织学类型　鳞状细胞癌、腺癌、未分化癌。

(三)扩散途径

扩散途径包括直接蔓延、淋巴道转移、血道转移。

三、喉　癌

1. 病理变化　分为喉内癌、喉外癌，多发生于声带。组织学类型有：鳞状细胞癌（最多见）、腺癌。

2. 扩散途径　直接蔓延（多见）、淋巴道转移（较晚）、血道转移。

模拟试题测试，提高应试能力

一、名词解释

1. 肺肉质变　　2. 慢性肺源性心脏病　　3. 小叶性肺炎

二、选择题（以下每一考题下面有 A、B、C、D、E 5 个备选答案，请从中选一个最佳答案）

1. 下列不符合小叶性肺炎的是（　　）
   A. 多由致病力弱的肺炎球菌引起　　B. 好发于老人、儿童、久病卧床者
   C. 以细支气管为中心的纤维素性炎症　　D. 常作为其他疾病的并发症出现
   E. 病灶可互相融合

2. 鼻咽癌的常见组织学类型为（　　）
   A. 高分化鳞癌　　B. 泡状核细胞癌　　C. 未分化癌
   D. 腺癌　　E. 低分化鳞癌

3. 大叶性肺炎的病变性质是（　　）
   A. 纤维素性炎　　B. 变态反应性炎　　C. 化脓性炎
   D. 浆液性炎　　E. 出血性炎

4. 鼻咽癌常发生在（　　）
   A. 鼻咽后部　　B. 鼻咽顶部　　C. 鼻咽侧壁
   D. 鼻咽前壁　　E. 鼻咽底部

5. 肺源性心脏病最常见的原因是（　　）
   A. 支气管哮喘　　B. 支气管扩张　　C. 慢性支气管炎
   D. 肺结核病　　E. 矽肺

6. 小叶性肺炎的病变范围为（　　）

A. 以呼吸性细支气管为中心　　B. 以终末细支气管为中心

C. 以细支气管为中心　　D. 以支气管为中心

E. 以肺泡管为中心

7. 二氧化硅尘致病力最强的是（　　）

A. <5μm　　B. >5μm　　C. <3μm

D. 1~2μm　　E. 3~4μm

8. 患者，男，60岁。胸痛、咳嗽、咳血痰2个月，胸部X线片见右上肺周边一直径为5cm的结节状阴影，边缘呈毛刺状。应首先考虑（　　）

A. 肺结核球　　B. 周围型肺癌　　C. 团块状矽结节

D. 肺脓肿　　E. 肺肉质变

9. 硅肺的并发症有（　　）

A. 肺脓肿　　B. 肺结核　　C. 肺癌

D. 肺炎　　E. 肺结核＋肺心病

10. 下列低分化鼻咽癌的临床病理特征中，叙述不正确的是（　　）

A. 原发灶往往很小　　B. 早期可有同侧颈淋巴结转移

C. 对放射治疗不敏感　　D. 以低分化鳞癌最常见

E. 易侵犯颅底及脑神经

11. 肺源性心脏病发病的主要环节是（　　）

A. 慢性支气管炎　　B. 慢性阻塞性肺气肿

C. 肺纤维化　　D. 肺血管床减少

E. 肺循环阻力增加和肺动脉高压

12. 大叶性肺炎的肺肉质变是由于（　　）

A. 中性白细胞渗出过多　　B. 中性白细胞渗出过少

C. 纤维蛋白原渗出过多　　D. 红细胞漏出过多　　E. 红细胞漏出过少

13. 肺癌最常见的组织学类型是（　　）

A. 腺样囊性癌　　B. 巨细胞癌　　C. 鳞状细胞癌

D. 腺癌　　E. 未分化癌

14. 慢性支气管炎最主要的病因是（　　）

A. 过敏因素　　B. 环境因素　　C. 气候因素

D. 长期吸烟　　E. 真菌感染

15. 慢性支气管炎患者咳痰的病变基础是（　　）

　　A. 支气管壁充血、水肿和慢性炎症细胞浸润

　　B. 支气管黏膜上皮细胞变性、坏死

　　C. 腺体肥大、增生，浆液腺黏液化

　　D. 支气管壁瘢痕形成

　　E. 软骨萎缩、钙化或骨化

16. 下列最常引起肺源性心脏病的为（　　）

　　A. 肺结核病　　　　B. 支气管扩张　　　　C. 慢性支气管炎

　　D. 支气管哮喘　　　E. 原发性肺血管疾病

17. 患者突起畏寒、高热、胸痛、咳嗽、咳铁锈色痰时，最有可能的诊断是（　　）

　　A. 慢性支气管炎　　B. 支气管扩张　　　　C. 肺结核

　　D. 肺源性心脏病　　E. 大叶性肺炎

18. 下列疾病属于纤维蛋白性炎症的是（　　）

　　A. 流行性脑膜炎　　B. 白喉性心肌炎　　　C. 阿米巴痢疾

　　D. 风湿性关节炎　　E. 大叶性肺炎

19. 下列疾病属于化脓性炎症的是（　　）

　　A. 皮肤二度烧伤　　B. 结核性胸膜炎　　　C. 小叶性肺炎

　　D. 细菌性痢疾　　　E. 阿米巴肝脓肿

20. 下列不符合大叶性肺炎的是（　　）

　　A. 病变多累及一个或多个大叶　　　B. 常并发肺脓肿

　　C. 属纤维蛋白性炎症　　　　　　　D. 多由肺炎球菌引起

　　E. 肺组织常无坏死

21. 下列不符合小叶性肺炎的是（　　）

　　A. 病变多局限于一个小叶　　　　　B. 属化脓性炎症

　　C. 可并发心力衰竭和呼吸衰竭　　　D. 常是某些疾病的并发症

　　E. 多发生于小儿和年老体弱者

22. 大叶性肺炎时不会发生（　　）

　　A. 肺肉质变　　　　B. 肺棕色硬变　　　　C. 肺脓肿、脓胸

　　D. 败血症　　　　　E. 感染性休克

23. 病毒性肺炎常为（　　）

A. 大叶性病变　　　　B. 小叶性病变　　　　C. 间质性肺炎
D. 肺泡性肺炎　　　　E. 胸膜增厚

24. 肺炎时肺泡上皮细胞或巨细胞内包涵体常见于（　　）

A. 球菌性肺炎　　　　B. 杆菌性肺炎　　　　C. 病毒性肺炎
D. 支原体性肺炎　　　E. 军团菌肺炎

25. 肺组织切片检查，光镜下见细支气管上皮脱落，腔内有脓性渗出物，周围的肺泡腔内亦有多少不等的脓性渗出物，应诊断为（　　）

A. 慢性肺淤血　　　　B. 大叶性肺炎灰色肝变期
C. 小叶性肺炎　　　　D. 大叶性肺炎溶解消散期
E. 肺结核变质渗出期

26. 患者，男，25岁。酗酒后忽然起病，寒战，体温39.5℃，3天后感到胸痛，咳嗽，咳铁锈色痰。X线检查，左肺下叶有大片密实阴影，其可能患有（　　）

A. 急性支气管炎　　　B. 小叶性肺炎　　　　C. 病毒性肺炎
D. 肺脓肿　　　　　　E. 大叶性肺炎

27. 患儿，男，4岁。发热咳嗽多日，近日因气急，发绀入院。血象检查，白细胞 19.6×10^9/L，中性粒细胞0.85。X线检查：两肺下叶散在灶状阴影，左下叶有片状浓淡不均阴影。该男孩可能患有（　　）

A. 小叶性肺炎　　　　B. 病毒性肺炎　　　　C. 支原体肺炎
D. 大叶性肺炎　　　　E. 支气管扩张症

28. 某尸检发现，其肺体积增大，边缘钝圆，色灰白，质软而缺乏弹性，指压后遗留压痕。则此人死因可能是（　　）

A. 肺癌　　　　　　　B. 肺结核　　　　　　C. 矽肺
D. 肺气肿　　　　　　E. 以上都不可能

29. 某患者长年咳嗽，痰多，则该患者可能患有（　　）

A. 慢性支气管炎　　　B. 肺癌　　　　　　　C. 肺结核
D. 肺化脓　　　　　　E. 脓胸

三、问答题

1. 列出引起慢性支气管炎的外源性因素，简述其病变特点。
2. 试述大叶性肺炎红色肝样变期的主要病理变化及病理临床联系。
3. 比较大叶性肺炎与小叶性肺炎的区别。

第七章

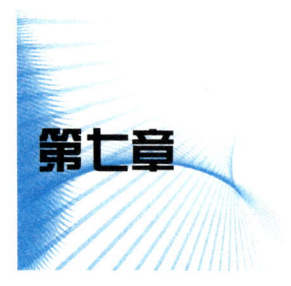

消化系统疾病

【学习内容提炼，涵盖重点考点】

第一节 慢性胃炎

一、慢性表浅性胃炎

病变：肉眼可见黏膜充血、水肿、呈深红色，表面有灰白色或灰黄色分泌物，伴有点状出血或糜烂；镜下可见炎性病变位于黏膜浅层，主要为淋巴细胞和浆细胞浸润，黏膜浅层水肿、点状出血和上皮坏死脱落。

二、慢性萎缩性胃炎

(一) 病因和分型

1. A型 发病与免疫因素关系密切，内因子抗体和抗壁细胞抗体阳性，常伴恶性贫血，病变在胃体、胃底部。
2. B型 发病与自身免疫无关，病因可能与吸烟、酗酒或滥用水杨酸类药物（如APC）等有关。其病变部位在胃窦部。

(二) 病变

1. 肉眼 胃黏膜薄而平滑，皱襞变浅，有的几乎消失。黏膜表面呈细颗粒状。

2. 胃镜检查

（1）正常胃黏膜的橘红色色泽消失，代之以灰色。

（2）萎缩的胃黏膜明显变薄，与周围的正常胃黏膜界限明显。

（3）萎缩处黏膜下血管分支清晰可见。

3. 镜下　①腺上皮萎缩，腺体变小并可有囊性扩张，常出现上皮化生（假幽门腺化生及肠上皮化生）。②在黏膜固有层有不同程度的淋巴细胞和浆细胞浸润。③胃黏膜内可有纤维组织增生。

三、肥厚性胃炎

病变特点是：黏膜肥厚，皱襞加深、变宽似脑回状。镜下：腺体肥大增生，腺管延长。黏膜固有层炎性细胞浸润不显著。

四、疣状胃炎

病变处胃黏膜发生一些大小不等的糜烂，其周围黏膜隆起，因而形成中心凹陷的病灶，形如痘疹。病灶主要分布在幽门窦部。

第二节　消化性溃疡

一、概　　述

消化性溃疡主要发生于胃和十二指肠球部。

二、病 理 变 化

（一）部位

本病在胃小弯侧、胃窦部多见。

（二）特点

1. 肉眼　溃疡通常只有一个，圆形或椭圆形，直径多在2.0cm以内，溃疡边缘整齐，黏膜皱襞从溃疡向周围呈放射状分布，溃疡底部通常穿越黏膜下层，深达肌层。

2. 镜下　溃疡底大致由 4 层组织组成，即炎性渗出物、坏死组织、肉芽组织层、瘢痕组织。增殖性动脉内膜炎，使小动脉管壁增厚，在溃疡边缘常可看到黏膜肌层与肌层粘连、愈着。神经纤维断端呈小球状增生。

三、结局及合并症

1. 愈合（healing）　多由肉芽组织增生填满。
2. 幽门梗阻（pyloric stenosis）　约有 3% 的患者发生，主因瘢痕收缩引起。
3. 穿孔（perforation）　约见于 5% 的患者，最易发生于十二指肠溃疡。
4. 出血（hemorrhage）　为主要合并症，表现为潜血阳性或黑便、呕血等。
5. 癌变（malignant transformation）　十二指肠溃疡一般不恶变，胃溃疡患者中发生癌变者 ≤ 1%。

四、病因和发病机制

1. 胃液的消化作用。
2. 胃黏膜的屏障功能受到损害。
3. 神经、内分泌功能失调。
4. 其他因素。
5. 幽门螺杆菌感染。

第三节　病毒性肝炎

一、概　述

1. 概念　病毒性肝炎（viral hepatitis）是由肝炎病毒引起的以肝实质细胞变性坏死为主要病变的传染病。
2. 发病学。

二、病因及传染途径

肝炎病毒包括甲、乙、丙、丁、戊和庚型。我国主要为乙肝病毒引起的乙型肝炎最为常见，其次为甲型和丙型肝炎。乙肝主要通过血液传播和密切接触传播。甲肝为消化道传播。

三、基本病理变化

1. 肝细胞变性、坏死
（1）胞质疏松化和气球样变。
（2）嗜酸性变及嗜酸性坏死。
（3）点状坏死。
（4）溶解坏死。
2. 炎细胞浸润。
3. 间质反应性增生及肝细胞再生
（1）Kupffer 细胞增生肥大。
（2）间叶细胞及纤维母细胞的增生。
（3）肝细胞再生。

四、临床病理类型及特点

（一）急性（普通型）肝炎

1. 病变　广泛的肝细胞变性，以胞质疏松化和气球样变最为普遍。坏死轻微，肝小叶内可有散在的点状坏死和嗜酸性小体。
2. 临床病理联系　肝大、肝区疼痛或压痛的原因。血清谷丙转氨酶（ALT）等升高，肝功能异常。黄疸。
3. 结局　本型肝炎患者多数在 6 个月内治愈。5%～10% 的乙型肝炎、70% 的丙型肝炎可转为慢性肝炎。

（二）慢性（普通型）肝炎

慢性（普通型）肝炎病程持续半年以上。

桥接坏死、碎片状坏死；间质胶原纤维增生。

轻度慢性（普通型）肝炎：点状坏死。汇管区慢性炎细胞浸润，少量纤维组织增生。肝小叶界板无破坏，小叶结构清楚。

中度慢性（普通型）肝炎：肝细胞变性、坏死明显，中度碎片状坏死，出现特征性的桥接坏死。小叶内有纤维间隔形成，但小叶结构大部分保存。

重度慢性（普通型）肝炎：重度碎片状坏死与大范围的桥接坏死，坏死区出现细胞不规则增生，纤维间隔分割肝小叶结构。

毛玻璃样肝细胞出现，HBsAg 反应阳性。

（三）重型病毒性肝炎

1. 急性重型肝炎

（1）病变：肝细胞坏死严重而广泛。肉眼观，肝体积显著缩小，尤以左叶为甚，重量减轻，质地柔软，被膜皱缩。切面呈黄色或红褐色，有的区域呈红黄相间的斑纹状，故又称急性黄色肝萎缩或急性红色肝萎缩。

（2）临床病理联系及结局：黄疸（肝细胞性黄疸）；出血倾向；肝衰竭。

2. 亚急性重型肝炎

（1）病变：既有大片的肝细胞坏死，又有肝细胞结节状再生。肉眼观，肝不同程度缩小，被膜皱隔，呈黄绿色（亚急性黄色肝萎缩）。可见小岛屿状再生结节。

（2）临床病理联系及结局。

五、发病机制

1. 肝细胞损伤的机制　T 细胞介导的细胞免疫反应。

2. 乙型肝炎的发病机制

（1）T 细胞功能正常，感染病毒量多，毒力强时受感染及免疫损伤的肝细胞多而重，表现为急性重型肝炎。

（2）T 细胞功能正常，病毒量较少，毒力较弱则发生急性普通型肝炎。

（3）T 细胞功能正常，病毒量甚少，毒力很弱则表现为轻型或亚临床型肝炎。

（4）细胞功能不足，免疫反应仅能清除部分病毒和损伤部分受感染的肝细胞，未清除的病毒可继续繁殖并感染，反复发生部分肝细胞损伤，结果表现为慢性肝炎。

（5）机体免疫功能缺陷，T 细胞呈免疫耐受状态，此时病毒与宿主共生。病毒在肝细胞内持续复制，感染的肝细胞也不受免疫损伤，此时则表现为无症状的病毒携带者。

第四节 肝 硬 化

一、概 述

1. 概念 肝细胞弥漫性变性坏死，继而出现纤维组织增生和肝细胞结节状再生，这三种改变反复交错运行，使肝小叶结构和血液循环途径逐渐被改建，使肝变形、变硬而形成肝硬化。

2. 分类方法

病因分类：病毒性、酒精性、胆汁性、隐源性。

形态分类：小结节型、大结节型、大小结节混合型、不全分隔型。

病因及病变结合分类：门脉性、坏死后性、胆汁性、淤血性、寄生虫性、色素性。

二、类型及病变

（一）门脉性肝硬变

1. 病因和发病机制

（1）病毒性肝炎：慢性病毒性肝炎，尤以乙型慢性活动性肝炎是肝硬化的主要原因。

（2）慢性酒精中毒。

（3）营养缺乏。

（4）毒物中毒。

2. 病变

（1）肉眼观：早、中期肝体积正常或略增大，质地正常或稍硬。后期肝体积缩小，重量减轻，硬度增加，表面呈颗粒状或小结节状，结节大小相仿，最大结节直径不超过1.0cm。切面见小结节周围为纤维组织条索包绕。结节呈黄褐色（脂肪变）或黄绿色（淤胆），弥漫分布于全肝。

（2）镜下：正常肝小叶结构被破坏，由广泛增生的纤维组织将肝小叶分割包绕成大小不等、圆形或椭圆形的肝细胞团，即假小叶。

3. 临床病理联系

（1）门脉高压症

1）脾肿大。

2）胃肠淤血。

3）腹水。

4）侧支循环形成：食管下段静脉丛曲张，如破裂可引起大呕血；直肠静脉丛曲张，破裂后常发生便血；脐周围静脉网曲张，临床上出现"海蛇头"现象。

（2）肝功能不全：主要表现有睾丸萎缩，男子乳房发育症；蜘蛛状血管痣；出血倾向；肝细胞性黄疸；肝性脑病（肝昏迷）。

（二）坏死后性肝硬变

1. 病因

（1）肝炎病毒感染：患者多患亚急性重型肝炎，逐渐形成坏死后性肝硬变。

（2）药物及化学物质中毒。

2. 病变

（1）肉眼观：肝体积缩小，质量减轻，质地变硬。表面有较大且大小不等的结节，最大结节直径可达6cm。

（2）镜下：肝小叶呈灶状、带状甚至整个小叶坏死，代之以纤维组织增生，形成间隔，将原来的肝小叶分割为大小不等的假小叶。假小叶内肝细胞常有不同程度的变性和胆色素沉着。假小叶间的纤维间隔较宽阔且厚薄不均。

3. 结局　病程短、肝功能障碍明显，门脉高压症出现晚且轻，癌变率高。

（三）胆汁性肝硬变

1. 继发性胆汁性肝硬变

（1）病因：常见的原因为胆管系统的阻塞，如胆石、肿瘤（胰头癌、Vater壶腹癌）等。

（2）病变

肉眼：早期肝体积常增大，后期肝缩小，但不如上述两种明显，表面平滑或呈细颗粒（小结节）状，硬度中等。肝外观常被胆汁染成深绿或绿褐色。相当于国际形态分类中的不全分割型。

镜下：坏死肝细胞肿大，胞质疏松呈网状、核消失，称为网状或羽毛状坏死。毛细胆管淤胆、胆栓形成。胆汁外溢充满坏死区，形成"胆汁湖"。纤维组织增生使汇管区变宽、伸长，但在较长时期内并不侵入肝小叶内。

2. 原发性胆汁性肝硬变　病变早期汇管区小叶间胆管上皮空泡变性及坏死并有淋巴细胞浸润，其后有小胆管破坏及纤维组织增生并出现淤胆。

第五节　消化系统常见恶性肿瘤

一、胃　癌

（一）概述

病因（饮食和环境，幽门螺杆菌感染）；发病学；好发部位（胃窦，特别是小弯侧）。

（二）早期胃癌

1. 概念　癌组织浸润仅限于黏膜层及黏膜下层者均属早期胃癌。
2. 分类　隆起型；表浅型，此型又可分为表浅隆起型、表浅平坦型、表浅凹陷型；凹陷型。
3. 组织学分型　以原位癌及高分化管状腺癌最多见，其次为乳头状腺癌，未分化型癌最少。

（三）进展期胃癌

癌组织浸润到黏膜下层以下者均属进展期胃癌或称之为中晚期胃癌。
1. 肉眼形态
（1）息肉型或蕈伞型。
（2）溃疡型（表7-1）。

表7-1　良、恶性溃疡的肉眼形态鉴别

	良性溃疡（溃疡病）	恶性溃疡（溃疡型胃癌）
外形	圆形或椭圆形	不整形、皿状或火山口状
大小	溃疡直径一般 < 2cm	溃疡直径常 > 2cm
深度	较深	较浅
边缘	整齐、不隆起	不整齐、隆起
底部	较平坦	凹凸不平，有坏死出血
周围黏膜	皱襞向溃疡集中	皱襞中断，呈结节状肥厚

（3）浸润型：局限浸润型；弥漫浸润型（革囊胃）。

2. 组织学类型

（1）腺癌：此型癌组织分化较高，恶性度较低，转移较晚。

（2）髓样癌：恶性度较高，常较早地向深层浸润。

（3）硬癌：本型恶性度较高。

（4）黏液癌：恶性度高，肉眼上呈半透明胶冻状，故称胶样癌。

3. 扩散途径

（1）直接扩散。

（2）淋巴道转移：为胃癌转移的主要途径。首先转移到局部淋巴结，最常见的是幽门下胃小弯的局部淋巴结。

（3）血道转移。

（4）种植性转移：Krukenberg 瘤。

4. 胃癌的组织发生

（1）胃癌的细胞来源主要发生自胃腺颈部和胃小凹底部的干细胞。

（2）肠上皮化生与癌变。

（3）不典型增生与癌变。

二、食 管 癌

（一）概述

病因；发病学；好发部位。

（二）病变

1. 早期癌多为原位癌或黏膜内癌，也有一部分病例癌组织可侵犯黏膜下层，但未侵犯肌层，无淋巴结转移。

2. 中晚期癌

（1）肉眼形态

1）髓质型：肿瘤在食管壁内浸润性生长，使食管壁均匀增厚，管腔变窄。

2）蕈伞型：肿瘤突入食管腔内。

3）溃疡型：肿瘤表面形成溃疡。

4）缩窄型：癌组织在食管壁内浸润生长，累及食管全周，形成明显的环形狭窄，近端食管腔明显扩张。

（2）组织学：鳞状细胞癌、腺癌、小细胞癌、腺棘皮癌等类型。其中以鳞状细胞癌最多见，腺癌次之。

（三）扩散途径

1. 直接浸润。
2. 淋巴道转移　转移沿食管淋巴引流途径进行。
3. 血道转移　主要见于晚期患者，以转移到肝及肺为最常见。

三、大　肠　癌

（一）概述

病因；发病学；好发部位。

（二）病变

1. **肉眼观**　分为4型。

（1）隆起型：肿瘤向肠腔内突出。

（2）溃疡型：肿瘤表面形成明显的较深溃疡。

（3）浸润型：肿瘤向肠壁深层弥漫浸润，常累及肠管全周，使局部肠壁增厚，有时肿瘤伴纤维组织增生，可使肠管管腔周径缩小，形成环状狭窄，亦称环状型。

（4）胶样型：肿瘤外观及切面均呈半透明胶冻状。镜下为黏液腺癌或弥漫浸润的印戒细胞癌。

大肠癌的肉眼形态在左、右侧大肠有明显的不同。左侧多为浸润型，引起肠壁环形狭窄，早期出现梗阻症状。右侧多为隆起息肉型，一般无梗阻症状。

2. 组织学类型

（1）乳头状腺癌：多为高分化型。

（2）管状腺癌：癌细胞排列成腺管状。

（3）黏液腺癌：常有两种类型。一种表现为大片黏液湖形成，其中漂浮小堆癌细胞；另一种表现为囊腺状结构，囊内充满黏液，囊壁衬以分化较好的黏液柱状上皮。

（4）印戒细胞癌：肿瘤由弥漫成片的印戒细胞构成，不形成腺管状结构。有时可伴有少量细胞外黏液。

（5）未分化癌：癌细胞常较小，形态较一致，细胞弥漫成片或成团。

（6）腺鳞癌：肿瘤组织具有腺癌及鳞癌两种结构。

（7）鳞状细胞癌：多发生在直肠肛门附近的被覆鳞状上皮。为数较少。

（三）分期（Dukes 分期）

A 期：癌组织直接侵入黏膜下层或肌层，但未穿透肌层，也未累及淋巴结。
B 期：癌组织已超过肌层，扩延到肠周组织，但仍未累及淋巴结。
C 期：除有上述改变外，癌已发生淋巴结转移。

近年又有将 A 期进一步划分，A_1 期为早期大肠癌。在 C 期之后增加了 D 期，此期有远隔器官的癌转移。

（四）扩散途径

1. 局部扩散。
2. 淋巴道转移。
3. 血道转移　晚期大肠癌可经血道转移到达肝、肺、骨等处。肝转移时，转移癌的部位与原发部位有关。一般右侧结肠癌多转移到肝右叶，左侧结肠癌则左、右肝叶均可转移。

四、原发性肝癌

原发性肝癌是由肝细胞或肝内胆管上皮细胞发生的恶性肿瘤，简称肝癌。

（一）病理变化

1. 肉眼类型

早期肝癌或小肝癌：是指瘤体直径在 3cm 以下，不超过 2 个瘤结节的原发性肝癌。

晚期肝癌：肉眼可分三型。

（1）巨块型：肿瘤为一实体巨块，有的可达儿头大，圆形，多位于肝右叶内，甚至占据整个右叶。

（2）多结节型：最多见。瘤结节多个散在，呈圆形或椭圆形，大小不等，直径由数毫米至数厘米，有的相互融合成较大的结节。

（3）弥漫型：癌组织在肝内弥漫分布，无明显的结节或形成极小结节。

2. 组织学类型

（1）肝细胞癌：最多见，分为索状型、假腺管型、硬化型。

（2）胆管上皮癌：较少见，由肝内胆管上皮发生。一般不并发肝硬化。

（3）混合性肝癌：具有肝细胞癌及胆管上皮癌两种结构。

（二）蔓延和转移

肝癌首先在肝内蔓延和转移。肝外转移常通过淋巴、肝静脉转移。有时形成种植性转移。

（三）临床病理联系

原发性肝癌多有肝硬化病史，肝表面癌结节破裂或侵蚀大血管时引起腹腔大出血。肿瘤压迫使肝内外胆管及肝组织广泛破坏而出现黄疸。

模拟试题测试，提高应试能力

一、名词解释

1. 慢性萎缩性胃炎　　　2. 桥接坏死
3. 气球样变　　　　　　4. 肝硬化

二、选择题（以下每一考题下面有 A、B、C、D、E 5 个备选答案，请从中选一个最佳答案）

1. 肠上皮化生主要见于（　　）

A. 胃溃疡　　　　　　B. 胃癌　　　　　　C. 慢性萎缩性胃炎

D. 慢性浅表性胃炎　　E. 肥厚性胃炎

2. 以下不符合慢性萎缩性胃炎 B 型的是（　　）

A. 好发在胃窦部　　　　　　　B. 胃酸分泌减少

C. 血清壁细胞抗体阴性　　　　D. 常无恶性贫血

E. 是自身免疫性疾病

3. 诊断慢性萎缩性胃炎时有意义的是（　　）

A. 黏膜腺体增生 　　　　　　　　　B. 黏膜腺体减少

C. 固有层中性粒细胞浸润 　　　　　D. 炎症限于黏膜浅层

E. 肠上皮化生

4. 萎缩性胃炎与浅表性胃炎最确切的区别是（　　）

A. 炎症细胞浸润的深度 　　B. 病变部位 　　C. 黏膜变厚

D. 胃固有腺萎缩 　　　　　E. 以上都不是

5. 下列肝炎肝脏质量减轻最为明显的是（　　）

A. 急性普通型肝炎 　　B. 急性重型肝炎 　　C. 亚急性重型肝炎

D. 中度慢性肝炎 　　　E. 重度慢性肝炎

6. 急性普通型肝炎最常见的结局是（　　）

A. 急性肝衰竭 　　B. 肝硬变 　　C. 慢性活动性肝炎

D. 肝细胞癌 　　　E. 逐渐恢复

7. 肝硬变时蜘蛛痣发生的主要原因是（　　）

A. 门静脉压增高 　　B. 胆红素增多 　　C. 血管内压增高

D. 雌激素增多 　　　E. 低蛋白血症

8. 下列不属于病毒性肝炎基本病变的是（　　）

A. 胞质疏松化和气球样变 　　B. 脂肪变性 　　C. 嗜酸性变

D. 溶解坏死 　　　　　　　　E. 肝细胞再生

9. 下列哪项不是肝功能不全的临床表现（　　）

A. 黄疸 　　B. 出血倾向 　　C. 血小板减少明显

D. 蜘蛛状血管痣 　　E. 肝性脑病

10. 与溃疡病发生密切相关的微生物是（　　）

A. 痢疾杆菌 　　B. 大肠埃希菌 　　C. 幽门螺杆菌

D. 病毒 　　　　E. 葡萄球菌

11. 胃溃疡好发于（　　）

A. 胃底 　　B. 胃大弯 　　C. 胃窦部

D. 贲门部 　　E. 胃体

12. 关于胃溃疡的大体形态特点叙述错误的是（　　）

A. 边缘整齐，底部平坦 　　B. 圆形或椭圆形

C. 呈多发性 　　D. 溃疡口周围黏膜皱襞呈放射状排列

E. 溃疡较深

13. 关于十二指肠溃疡的特点叙述错误的是（　　）
A. 好发于壶腹部　　B. 比胃溃疡多见　　C. 直径多小于1cm
D. 易恶变　　E. 易穿孔

14. 溃疡病最常见的并发症是（　　）
A. 穿孔　　B. 出血　　C. 恶变
D. 幽门梗阻　　E. 腹膜炎

15. 溃疡病患者突发剧烈腹痛，最可能的诊断是（　　）
A. 穿孔　　B. 出血　　C. 幽门梗阻
D. 胃痉挛收缩　　E. 恶变

16. 早期胃癌最多见的类型是（　　）
A. 隆起型　　B. 表浅型　　C. 表浅凹陷型
D. 表浅平坦型　　E. 凹陷型

17. 我国门脉性肝硬化的常见原因是（　　）
A. 慢性酒精中毒　　B. 营养缺乏　　C. 毒物中毒
D. 病毒性肝炎　　E. 药物中毒

18. Krukenberg瘤是指（　　）
A. 卵巢的交界性黏液性囊腺瘤　　B. 卵巢腺癌
C. 卵巢黏液性腺囊癌　　D. 腺癌伴广泛转移
E. 卵巢的转移性黏液腺癌

19. 下列不属于门静脉高压症表现的是（　　）
A. 脾大　　B. 肝大　　C. 食管静脉曲张
D. 痔核形成　　E. 腹水

20. 早期胃癌是指癌组织（　　）
A. 尚未侵犯黏膜下层　　B. 未突破基膜　　C. 未侵犯到浆膜层
D. 浸润到黏膜肌层　　E. 未浸润到肌层

21. 毛玻璃样肝细胞内嗜酸性颗粒的性质是（　　）
A. 包涵体　　B. 嗜酸性坏死　　C. 细胞内玻璃样变
D. 乙型肝炎表面抗原　　E. 肿胀的内质网和线粒体

22. 门静脉高压症不包括（　　）
A. 胃肠淤血　　B. 脾大　　C. 腹水
D. 侧支循环形成　　E. 黄疸

23. 慢性萎缩性胃炎好发于（　　）

　　A. 胃窦部　　　　　　B. 胃大弯　　　　　　C. 胃小弯

　　D. 贲门　　　　　　　E. 胃底部

24. 下列病变中癌变可能性较大的是（　　）

　　A. 十二指肠溃疡　　　B. 慢性萎缩性胃炎　　　C. 浅表性胃炎

　　D. 肥厚性胃炎　　　　E. 疣状胃炎

25. 目前认为与肝癌发生关系较为密切的原因有（　　）

　　A. 乙型病毒性肝炎　　B. 肝硬化　　　　　　　C. 黄曲霉毒素

　　D. 亚硝胺　　　　　　E. 以上都是

26. 某患者昏迷不醒，曾有乙肝病史，昏迷前一段时间内，睾丸萎缩，乳腺发育，出现蜘蛛痣。则其可能昏迷的原因是（　　）

　　A. 中毒性休克　　　　B. 中枢神经受损

　　C. 药物中毒　　　　　D. 各种原因所致的肝功能不全

　　E. 以上均正确

27. 患者，男，35岁，汽车司机。常感胃不适，时而疼痛，诊断为胃溃疡。其不加重视，忽一日，其暴亡，尸检发现腹腔有大量积血。则死因可能是（　　）

　　A. 肝腹水　　　　　　B. 肝动脉硬化

　　C. 肾出血　　　　　　D. 胃溃疡造成的大出血

　　E. 以上各项都不可能

28. 对某病人肝脏进行了穿刺取样检查发现，肝小叶界板破坏，界板肝细胞呈点状坏死，崩解，伴有炎症细胞浸润。肝小叶中央静脉和汇管区间或两个中央静脉间的肝细胞出现坏死，则该病人患有（　　）

　　A. 慢性活动性肝炎　　B. 急性普通型肝炎

　　C. 急性重型肝炎　　　D. 亚急性重型肝炎

　　E. 黄疸型肝炎

29. 某大肠癌患者手术后，对其癌样检查发现，在镜下，在黏液湖中可见腺管状或乳头状排列的癌细胞。则判断其在组织学上为（　　）

　　A. 管状腺癌　　　　　B. 未分化癌　　　　　　C. 鳞状细胞癌

　　D. 黏液腺癌　　　　　E. 印戒细胞癌

30. 某患者食欲缺乏，消化不良，有腹水，呕血，腹壁浅静脉曲张，出现"海蛇头"。则形成此症状的原因是（　　）

A. 胃出血 B. 肠出血 C. 肺淤血
D. 肝炎 E. 各种原因引起的门静脉高压

三、问答题

1. 溃疡病的病理变化特点有哪些?
2. 简述病毒性肝炎的传播途径及基本病变。

第八章

泌尿系统疾病

【学习内容提炼，涵盖重点考点】

第一节 肾小球肾炎

一、基本概念

肾小球肾炎是变态反应引起的非化脓性炎症，主要侵犯部位是肾小球，主要的临床表现是血尿、蛋白尿，水肿，高血压和(或)轻重不等的肾功能损伤。

二、病因发病机制

Ⅲ型变态反应，即免疫复合物沉积于肾小球毛细血管壁或系膜区。

1. 抗原成分　外源性抗原；内源性抗原（肾小球固有抗原及非肾小球抗原）。

2. 抗体成分为免疫球蛋白 IgG、IgA 和 IgM。

3. 免疫复合物沉积后，产生和激活多种炎症介质，出现了肾小球的非化脓性炎症。

三、基本病理改变

1. 变质　基膜通透性增加，毛细血管壁断裂、毛细血管袢纤维素样坏死、微血栓形成。

2. 渗出　含蛋白的液体渗出、白细胞浸润。

3. 增生　内皮细胞、系膜细胞和系膜基质增生、肾小囊上皮细胞增生、肾小球硬化。

根据病变肾小球的分布状态，分为弥漫性肾小球肾炎（病变肾小球占全部肾小球的 50% 以上）和局灶性肾小球肾炎（病变肾小球占全部肾小球的 50% 以下）。

四、主要临床病理表现

1. 急性肾炎综合征　起病急，突发血尿、轻至重度蛋白尿、水肿和高血压，肾功能常有一定程度的损伤。

2. 急进性肾炎综合征　病初与急性肾炎综合征相似，但很快出现少尿、无尿，伴氮质血症—肾衰竭。

3. 隐匿性肾炎综合征　表现为镜下血尿和(或)轻度蛋白尿，肾功能正常。

4. 慢性肾炎综合征　病程迁延半年以上，主要表现：多尿、夜尿、低比重尿，高血压、贫血、氮质血症和尿毒症等。

5. 肾病综合征　缓慢起病，大量蛋白尿（24 小时尿蛋白超过 3.5g）、低蛋白血症、严重水肿、高脂血症。

6. 肾衰竭　多数表现为少尿或无尿，血肌酐含量增高（大于 1.5mg/dl），血尿素氮含量增高（大于 17mg/dl），并可出现全面的代谢紊乱和电解质失衡。

7. 尿毒症。

五、病理类型和临床病理联系

（一）急性弥漫型增生性肾小球肾炎（毛细血管内增生性肾小球肾炎）

1. 病因发病　A 族乙型溶血性链球菌感染后，免疫复合物沉积。又称感染后肾小球肾炎。

有的肾的表面可见散在的粟粒大小的出血点，所以有时称为大红肾和蚤咬肾。

2. 光镜　肾小球内皮细胞和系膜细胞弥漫性增生，毛细血管腔被增生的细胞充塞和挤压，并可见多少不等的中性粒细胞浸润。

3. 免疫学　IgG 和补体 C3 沿基膜外侧粗颗粒状沉积。

4. 电镜　肾小球内皮和系膜细胞增生，驼峰样电子致密物沉积。通常位于脏层上皮细胞和 GBM 之间，也可位于内皮细胞下或基膜内。

5. 临床表现　好发于青少年，表现为急性肾炎综合征。儿童患者预后好。

（二）新月体性肾小球肾炎（快速进行性肾小球肾炎）

1. 病因发病　50% 病因不明，多由免疫损伤引起。

2. 光镜　新月体形成，堵塞肾小囊腔。

3. 免疫学　IgG 和补体 C3 呈线状沉积于毛细血管壁（抗基膜抗体型），或颗粒状沉积于肾小球的不同部位（免疫复合物型），或阴性（特发型）。

4. 电镜　肾小囊上皮细胞（壁层上皮细胞）增生，单核巨噬细胞浸润，并可见多少不等的中性粒细胞浸润。

5. 临床表现　好发于青壮年，临床表现为急进性肾炎综合征。预后极差。

（三）膜性肾小球肾炎

膜性肾小球肾炎是引起成人肾病综合征的最常见的原因。

1. 病因发病　肾小球自身抗原；约 85% 的膜性肾小球肾炎是原发性的。

2. 肉眼　肾脏肿胀而苍白（大白肾）。

3. 免疫学　IgG 和补体 C3 沿基膜外侧细颗粒状沉积。

4. 电镜　基膜外侧上皮下沉积大量电子致密物，基膜增厚，上皮细胞肿胀、足突消失；致密物之间基膜样物质形成钉状突起。

5. 临床表现　好发于 30～50 岁人群，起病隐匿，大量蛋白尿或肾病综合征。该病为慢性进行性，对肾上腺皮质激素不敏感，病程较长。

（四）增生性肾小球肾炎（系膜毛细血管性肾小球肾炎）

1. 病因　不明。

分型：Ⅰ型——由免疫复合物沉积引起；电镜特点是内皮下细胞出现电子致密物沉积，包括补体 C3，IgG、C1q、C4 等。Ⅱ型——通常出现补体替代途径的异常激活，50%～60% 病人的血清 C3 水平明显降低。电镜下，大量块状电子密度极高的沉积物在基膜致密层呈带状沉积，只有 C3，而无 IgG、C1q、C4 等。

2. 光镜　系膜细胞和基质弥漫增生，长入，使基膜增厚、分离。

3.免疫学　IgG 和补体 C3 在系膜区与基膜内侧呈团块状和颗粒状沉积。

4.电镜　系膜细胞突起插入邻近毛细血管袢并形成系膜基质，染色后出现所谓的"双轨征"，这并不是基膜本身的分离。

5.临床表现　本病主要发生于儿童和青年。多表现为肾病综合征，也可表现为血尿或蛋白尿。慢性进展性，预后较差。

（五）慢性肾小球肾炎（硬化性）

慢性肾小球肾炎（硬化性）可形成颗粒性肾萎缩。

1.病因　各种肾炎发展的最后阶段。

2.光镜　大部分肾单位萎缩和硬化，部分肾单位代偿肥大。

3.免疫学　阴性。

4.电镜　系膜基质增生，肾小球硬化。

5.临床表现　好发于中老年，表现为慢性肾炎综合征或慢性肾衰竭乃至尿毒症。

第二节　肾盂肾炎

一、基本概念

化脓性细菌直接感染引起的肾脏的化脓性炎症，主要侵犯肾间质和肾盂黏膜，主要临床表现为体温升高、血尿、白细胞尿、脓尿和轻重不等的尿路刺激征，晚期可出现肾功能损伤。

二、病理变化和临床病理联系

（一）急性肾盂肾炎

1.病因和发病机制　急性肾盂肾炎可由以下两种感染途径引起。

（1）血源性（下行性）感染：败血症或感染性心内膜炎。

（2）上行性感染：为引起肾盂肾炎的主要感染途径。尿道炎和膀胱炎等。引起膀胱炎的可能原因有：插导尿管、膀胱镜检查、逆行肾盂造影；前列腺肥大、肿瘤或结石引起的下尿路阻塞。

因此，尿道黏膜损伤、尿路梗阻和膀胱输尿管反流等是导致肾盂肾炎的主要因素。

2.病理变化　肾盂黏膜和肾间质充血水肿，中性粒细胞浸润；肾小管内中性粒细胞充填或粒细胞管型形成，可有脓肿形成；病变分布不均匀，可侵犯单侧肾脏，或轻重不等地双侧受累。组织学特征是灶状的间质性化脓性炎或脓肿形成和肾小管坏死。

3.并发症　坏死性乳头炎，肾盂积脓和肾周围脓肿。

4.临床病理联系　起病急，发热、寒战、白细胞增多。常有腰部酸痛和肾区叩痛，可出现排尿困难和尿路刺激症状。尿检查显示脓尿、蛋白尿、管型尿和菌尿等。出现白细胞管型（该管型仅在肾小管内形成）时，表示病变累及肾脏，对该病有诊断意义。肾小球通常不受累，所以一般不出现高血压、氮质血症和肾功能障碍。如无并发症，预后一般较好。

（二）慢性肾盂肾炎

慢性肾盂肾炎属于慢性肾小管-间质性炎症，特点是慢性间质性炎症、纤维化和瘢痕形成，常伴有肾盂和肾盏的纤维化与变形。

1.病因和发病机制　尿路阻塞性和反流性。

2.病理变化

肉眼：特征是一侧或双侧肾脏体积缩小，出现不规则的瘢痕，若病变为双侧性，则两侧改变不对称（而慢性肾小球肾炎的病变为弥漫性，颗粒分布均匀，两肾病变对称）。

光镜：局灶性间质性纤维化和淋巴细胞、浆细胞浸润。肾盂黏膜及黏膜下组织出现慢性炎细胞浸润及纤维化。

3.临床病理联系　缓慢发病，表现为间歇性无症状性菌尿或急性肾盂肾炎症状的间隔性发作。

第三节　常见的肾脏肿瘤

1.肾细胞癌　又称肾癌，好发于老年人。

组织发生：近段肾小管上皮细胞，属肾腺癌。

病理特点：常位于肾脏一极（特别是上极），切面呈黄白色；癌细胞胞质丰富，含有类脂，透明状，呈巢索状排列，周围毛细血管丰富，又有透明细胞癌之称。

生物学特性：恶性，易血道转移。

2. 肾母细胞瘤　好发于婴幼儿。

组织发生：肾胚芽组织。

病理特点：肾内的巨大瘤块，切面呈红褐色，湿润，常有出血坏死，光镜下与胚胎期生肾组织相似，可见未分化的肾胚芽组织，幼稚的间胚叶组织和不成熟的上皮样组织。

生物学特性：高度恶性，易血道转移。

3. 膀胱移行细胞癌　为泌尿系统最常见的恶性肿瘤，多发于50～70岁。

（1）病因和发病机制：接触苯胺燃料等化学物质，吸烟，病毒感染等。

（2）病理变化：好发部位——膀胱侧壁和膀胱三角区近输尿管开口处。

病理特点：向腔内生长，并向深部浸润，根据异型性的程度，分为Ⅰ～Ⅲ级。

Ⅰ型：乳头状，分化较好，通常无向周围黏膜浸润的现象。

Ⅱ型：乳头状、菜花状或斑块状。细胞仍具有变移上皮的特征，但异型性和多型性增加明显。癌细胞可侵及上皮下结缔组织，甚至达到肌层。

Ⅲ型：菜花状或斑块状，表面坏死或溃疡，分化差，异型性明显，可见瘤巨细胞，肿瘤常浸润到肌层。

（3）临床病理联系：无痛性血尿是最常见的症状。主要经淋巴道转移到达局部淋巴结，后期可出现血道转移。

模拟试题测试，提高应试能力

一、名词解释

1. 肾病综合征　　2. 继发性颗粒性固缩肾　　3. 肾炎综合征

二、选择题（以下每一考题下面有 A、B、C、D、E 5 个备选答案，请从中选一个最佳答案）

1. 引起急性肾盂肾炎最常见的病原体是（　　）

A. 葡萄球菌　　　　B. 链球菌　　　　　C. 淋球菌

D. 分枝杆菌　　　　E. 大肠埃希菌

2. 新月体主要由哪些细胞增生形成（　　）

A. 系膜细胞   B. 脏层上皮细胞   C. 毛细血管内皮细胞
D. 以上均有   E. 壁层上皮细胞

3. 急性肾小球肾炎肉眼变化主要呈现（ ）

A. 大白肾   B. 蚤咬肾和大红肾   C. 多发性小脓肿
D. 多囊肾   E. 固缩肾

4. 肾原发性肿瘤中最多见的是（ ）

A. 变移上皮癌   B. 肾母细胞瘤   C. 鳞状细胞癌
D. 血管肉瘤   E. 肾腺癌

5. 膀胱癌最突出的临床表现为（ ）

A. 无痛性血尿   B. 膀胱刺激综合征   C. 尿路梗阻
D. 蛋白尿和管型尿   E. 腹部肿块

6. 有关肾病综合征的描述，下列应除外（ ）

A. 高血压   B. 高脂血症   C. 高度水肿
D. 低蛋白血症   E. 高蛋白尿

7. 急性链球菌感染后肾小球肾炎属于（ ）

A. 急性弥漫性增生性肾小球肾炎   B. 新月体性肾小球肾炎
C. 膜性肾小球肾炎   D. 慢性肾小球肾炎
E. 轻微病变性肾小球肾炎

8. 急性弥漫性增生性肾小球肾炎中增生的细胞主要是（ ）

A. 肾小球球囊壁层上皮
B. 肾小球球囊脏层上皮
C. 肾小球血管系膜细胞及毛细血管内皮细胞
D. 肾小球周围的纤维母细胞
E. 肾小球系膜细胞

9. 关于急性弥漫性增生性肾小球肾炎的叙述错误的是（ ）

A. 少尿   B. 血尿   C. 蛋白尿
D. 高血压   E. 高血脂

10. 慢性肾小球肾炎的肾小球变化主要是（ ）

A. 肾小球纤维化，玻璃样变性
B. 肾小球周围纤维化，肾小球囊壁增厚
C. 入球小动脉玻璃样变性，肾小球萎缩

D. 肾小球毛细血管内皮增生，肾小球缺血

E. 肾小球球囊脏层上皮细胞明显增生

11. 急性肾盂肾炎的基本病变属于（　　）

　　A. 纤维蛋白性炎　　　B. 卡他性炎　　　　C. 急性增殖性炎

　　D. 化脓性炎　　　　　E. 肉芽肿性炎

12. 下述不符合慢性肾盂肾炎形态变化的是（　　）

　　A. 肾间质纤维化　　　B. 肾小球球囊周围纤维化

　　C. 肾小球代偿性肥大　D. 肾小球大部纤维化

　　E. 肾盂黏膜纤维化

13. 急性肾小球肾炎是一种（　　）

　　A. 以变质为主的炎症　B. 以渗出为主的炎症　C. 以增生为主的炎症

　　D. 以出血为主的炎症　E. 化脓性炎症

14. 慢性肾小球肾炎早期主要的尿液变化是（　　）

　　A. 蛋白尿　　　　　　B. 少尿、无尿　　　　C. 多尿、夜尿

　　D. 管型尿　　　　　　E. 血尿

15. 急性弥漫性增生性肾小球肾炎高血压的发生机制主要是（　　）

　　A. 全身小动脉痉挛　　B. 肾小球周围纤维化

　　C. 入球小动脉玻璃样变　D. 肾小球滤过减少，血容量增加

　　E. 肾小球球囊壁层上皮细胞增生

16. 肾盂肾炎最常见的感染途径是（　　）

　　A. 单发性肾脓肿　　　B. 上行性感染　　　　C. 外伤性感染

　　D. 医源性感染　　　　E. 多途径感染

17. 急性肾盂肾炎的主要病变特点是（　　）

　　A. 单发性肾脓肿

　　B. 肾小球，肾小管正常

　　C. 以肾间质和肾小管为主的急性化脓性炎症

　　D. 以肾盂为主的急性化脓性炎症

　　E. 以肾间质为主的非化脓性炎症

18. 关于慢性肾盂肾炎的叙述，下列正确的是（　　）

　　A. 肉眼观表现为颗粒性固缩肾　　B. 肾脏凹陷性瘢痕，肾盂肾盏变形

　　C. 小血管常有纤维蛋白样坏死　　D. 均由急性肾盂肾炎转变而来

E. 确诊主要靠肾穿刺活检

19. 下列哪项不是急性弥漫性增生性肾小球肾炎的病变特点（　　）

A. 大红肾　　　　　　　　　B. 蚤咬肾

C. 免疫检查呈连续线状荧光　　D. 电镜下驼峰状致密物沉积

E. 内皮细胞及系膜细胞增生

20. 下列哪项不是急性肾盂肾炎的病变特点（　　）

A. 肾间质化脓性炎症　　　　B. 肾小管坏死

C. 肾盂黏膜化脓性炎症　　　D. 肉眼表现为大红肾

E. 病变严重时可破坏肾小球

21. 肾小球肾炎属于（　　）

A. 化脓性炎症　　　B. 遗传性疾病　　　C. 内分泌性疾病

D. 纤维蛋白性炎　　E. 变态反应性疾病

22. 引起肾盂肾炎最常见的致病菌是（　　）

A. 链球菌　　　　　B. 葡萄球菌　　　　C. 变形杆菌

D. 大肠埃希菌　　　E. 铜绿假单胞菌

23. 一名中年尸检病例，蛋白尿、高血压多年，前数年有多尿、夜尿。多次实验室检查无脓尿、菌尿。近日因面色苍白、身体虚弱，呕吐而入院。住院数日后，抽搐，昏迷而死亡。则其肾脏肉眼观可能表现为（　　）

A. 大红肾　　　　　B. 蚤咬肾　　　　　C. 大白肾

D. 颗粒性固缩肾　　E. 多发性肾硬化

24. 某人因肾病而亡，尸解检查发现其肾脏体积变小，表面不平，质地变硬，有大的瘢痕凹陷，肾盂、肾盏变形。镜下可见病变呈不规则片状，其间为相对正常的肾组织，则其因患何病而亡（　　）

A. 慢性肾盂肾炎　　　　　　B. 高血压肾

C. 系膜增生性肾小球肾炎　　D. 纤维增生性肾小球肾炎

E. 以上都对

三、问答题

1. 简述急性弥漫性增生性肾小球肾炎的病理变化及临床表现。

2. 简述快速进行性肾小球肾炎的病理变化及临床表现。

3. 简述肾盂肾炎的病因和发病机制。

4. 简述病毒性肝炎的传播途径及基本病变。

第九章

生殖系统及乳腺疾病

【学习内容提炼，涵盖重点考点】

第一节 子宫颈疾病

一、慢性子宫颈炎

1. 病因 多由细菌感染所致。
2. 病理变化 子宫颈黏膜充血水肿，间质内不同程度的淋巴细胞、浆细胞和单核细胞浸润。子宫颈腺上皮可伴增生和鳞状上皮化生。

（1）子宫颈糜烂：鳞状上皮坏死脱落→表浅缺损（真性糜烂）→柱状上皮覆盖（假性糜烂）→鳞化（愈复）。

（2）子宫颈腺体囊肿（Nabothian cyst）：黏液潴留，腺体扩张呈囊状。

（3）子宫颈息肉：黏膜上皮、腺体、间质增生→息肉状。

二、子宫颈上皮非典型增生和原位癌

子宫颈上皮非典型增生：指子宫颈鳞状上皮增生，细胞伴有不同程度的异型性。

Ⅰ级（轻度）：增生的异型细胞局限于上皮的下 1/3。

Ⅱ级（中度）：增生的异型细胞累及上皮层的下 1/3 ~ 2/3。

Ⅲ级（重度）：增生的异型细胞累及上皮全层的 2/3 以上，但未累及上皮全层。

子宫颈原位癌：指异型增生的细胞累及子宫颈黏膜上皮全层，但局限于上皮层内，未突破基膜。

子宫颈上皮非典型增生和原位癌统称为子宫颈上皮内肿瘤（cervical intraepithelial neoplasia，CIN），可分为：

CIN-Ⅰ级——轻度非典型增生。

CIN-Ⅱ级——中度非典型增生。

CIN-Ⅲ级——重度非典型增生和原位癌。

三、子宫颈癌

子宫颈上皮发生的恶性肿瘤，居女性生殖系统恶性肿瘤的第 1~2 位。通过普查（脱落细胞学检查），可早期发现子宫颈癌，生存率、治愈率有所提高，多见于 40~60 岁女性，平均年龄为 54 岁。

（一）病因：相关因素

1. 早婚、多产，子宫颈裂伤，局部卫生不良。

   流行病学调查：性生活过早、紊乱是子宫颈癌的主要原因。

2. HPV 病毒感染　高危型（HPV16、HPV18、HPV31、HPV33）。

（二）病理变化

1. 肉眼所见

（1）糜烂型：子宫颈部的黏膜潮红，颗粒状，质脆，易出血。

（2）外生菜花型：主要向外增殖，呈乳头状或菜花状，表面浅表溃疡。

（3）内生浸润型：主要向深部浸润，切面见子宫颈前后唇增厚变硬，表面常较光滑，易漏诊。

（4）溃疡型：向内浸润生长，表面坏死脱落→火山口状溃疡。

2. 镜下

（1）鳞状细胞癌：约占 90%，来源于移行带或子宫颈内膜化生的鳞状上皮。

鳞化→上皮非典型增生（轻、中、重）→原位癌→浸润癌。

1）早期浸润癌或微小浸润癌：癌细胞突破基膜向间质内浸润，深度<基

膜下5mm。肉眼见不到肿物，镜下可见间质内小巢状或条索状癌巢。

2）浸润癌：癌组织向间质浸润深度＞基膜下5mm。

（2）腺癌：约占10%，发病年龄较鳞癌高，平均为56岁。多数来源于鳞柱移行带，少数来自于子宫颈管黏膜的柱状上皮、腺上皮及上皮下的储备细胞。放化疗不敏感，预后较差。分为：高分化（似正常子宫颈腺体）；中分化（最多见，腺管样结构）；低分化（无腺体结构，实体癌巢）。

（三）扩散及转移

1. 直接蔓延　子宫体、阴道、宫旁及宫壁组织、膀胱、直肠。
2. 淋巴道转移　最多见，宫旁LN→闭孔LN→髂外LN→腹股沟、骶前LN→锁骨上LN。
3. 血道转移　晚期发生肺、骨、肝转移。

（四）临床病理联系

症状：白带增多，不规则阴道流血或接触性出血，下腹部、腰骶部疼痛。

第二节　子宫体疾病

一、子宫内膜增生症

子宫内膜增生症指内、外源性雌激素水平升高引起的子宫内膜腺体和间质增生。临床表现为功能性子宫出血。

病理变化：

1. 单纯性增生　轻度或囊性增生：腺体增生，数目增多，可扩张呈小囊状，上皮细胞排列呈单层或假复层。1%→子宫内膜腺癌。
2. 复杂性增生　腺瘤型增生：3%→子宫内膜腺癌。
3. 非典型增生　腺瘤型增生伴异型性（轻、中、重），1/3→→腺癌。

二、子宫体癌

子宫体癌是子宫内膜上皮细胞发生的恶性肿瘤，又称子宫内膜癌。多发生于50岁以上绝经期、绝经期后，近来发病率呈上升趋势。

（一）病理变化

1. 肉眼

弥漫型：表现为子宫内膜弥漫增厚，粗糙不平，呈乳头状或菜花状，出血、坏死及溃疡。

局限型：多位于宫底或宫角，呈息肉或乳头状。

2. 镜下

腺癌：高分化多，中、低分化少。

腺棘皮癌：腺癌伴鳞化。

腺鳞癌：腺癌＋鳞癌。

（二）扩散

直接蔓延：宫角、附件、腹膜大网膜。

淋巴道转移：腹主动脉旁、腹股沟 LN。

血道转移：肺、肝、骨。

第三节　妊娠滋养层细胞疾病

妊娠滋养层细胞疾病包括：葡萄胎，侵蚀性葡萄胎，绒毛膜癌，胎盘部位滋养细胞肿瘤。

共同特点：滋养层异常，HCG 比正常妊娠高。

一、葡　萄　胎

葡萄胎又称水疱状胎块，是发生于妊娠期胎盘绒毛的良性病变，绒毛水肿呈水疱状。可发生于育龄期的任何年龄。

1. 病因及发病机制

90% 完全性葡萄胎为 46XX，23X+ 空卵→自我复制→46XX。

10% 完全性葡萄胎为 46XY，两个精子（23X、23Y）+空卵→46XY。

部分性葡萄胎大多数为 69XXX，69XXY，极少数为 92XXXY，正常卵细胞（23X）+未分裂的双倍体精子（46XY）或两个单倍体精子（23X 或 23Y）。

2. 病变

肉眼：绒毛肿大，半透明囊泡状，细蒂相连，状似葡萄——葡萄胎。

完全性葡萄胎：所有绒毛呈葡萄状。

不完全性或部分葡萄胎：部分绒毛呈葡萄状，部分正常绒毛，伴或不伴胎儿或其附属器官者。

肉眼：①绒毛间质高度水肿；②绒毛间质内的血管消失或明显减少；③绒毛表面滋养层细胞增生。

3. 临床病理联系　（妊娠 4～5 个月时出现症状）子宫迅速增大，与妊娠月份不符，无胎心、胎动。血、尿中 HCG↑。不规则子宫出血。彻底清宫→痊愈。10%→侵蚀性葡萄胎，2.5%→绒毛膜癌。

二、侵蚀性葡萄胎

侵蚀性葡萄胎是介于葡萄胎和绒毛膜癌之间的交界性肿瘤。

临床病理特点：

1. 水泡状绒毛侵入子宫肌层，可向宫外侵袭阴道壁，转移至肺、脑等。

2. 滋养层细胞增生及异型性显著，出血、坏死（水疱状绒毛或坏死绒毛）明显。

3. 葡萄胎刮宫后数周至数月子宫仍增大，血、尿 HCG 持续阳性，阴道持续或不规则流血。

4. 大多侵蚀性葡萄胎对化疗敏感，预后良好。

三、绒毛膜癌

绒毛膜癌是绒毛滋养层细胞发生的高度恶性肿瘤，简称绒癌。发生率为 1/10 000，大多数与妊娠有关：50% 发生于葡萄胎后；25% 发生于自然流产后；20% 发生于正常分娩后；5% 发生于早产、异位妊娠后；多见于 30 岁左右女性。

病变特点：

1. 瘤组织由异常增生的细胞滋养层和合体滋养层细胞组成，排列成实性巢状或条索状，不形成绒毛或水疱状。

2. 瘤组织自身无间质血管，靠侵袭宿主血管获取营养，故瘤组织有明显的出血坏死。

绒癌易侵袭血管，极易经血道转移，最常见的是转移至肺和阴道壁。化疗敏感，死亡率＜20%。少数病例原发灶切除后，转移灶可自行消退。

第四节 卵巢肿瘤

一、卵巢上皮性肿瘤

卵巢上皮性肿瘤占所有卵巢肿瘤的90%。可分良性、交界性和恶性。根据上皮的类型不同可分为：浆液性、黏液性和子宫内膜样肿瘤。

（一）浆液性肿瘤

浆液性肿瘤是卵巢最常见的肿瘤。可分浆液性囊腺瘤、交界性浆液性囊腺瘤和浆液性囊腺癌。

1. 肉眼观　肿瘤由单个或多个纤维分隔的囊腔组成，内含清亮液体。

良性者：囊内壁光滑，一般无乳头形成。

交界性者：囊内壁可见较多乳头形成。

恶性者：常为囊实性，囊内壁有大量乳头形成。

2. 镜下观

良性者：囊壁被覆单层立方或低柱状上皮，有纤毛，可伴有乳头形成，但乳头较宽，细胞无异型性。

交界性者：上皮细胞层数增多，细胞有一定的异型性，但无间质浸润。

恶性者：上皮细胞层数明显增多，并伴有间质浸润，细胞异型性明显，核分裂多见，乳头分支多而复杂。

（二）黏液性肿瘤

黏液性肿瘤较少见，多为良性和交界性，少数为恶性。

1. 肉眼观　多房性囊性肿块，表面光滑，囊内充满胶冻状的黏液。

恶性者：伴有较多乳头形成和实性区域，或伴出血、坏死及包膜浸润。

2. 镜下观

良性者：囊壁被覆单层高柱状上皮，胞质内充满黏液。

交界性者：囊壁有较多乳头形成，上皮细胞层次增多，但不超过3层，有轻度异型，但无间质和包膜浸润。

恶性者：囊壁内乳头形成增多，上皮细胞异型性明显，形成复杂的腺体和乳头状结构，并伴有间质或包膜浸润。

二、卵巢生殖细胞肿瘤

畸胎瘤：来源于原始生殖细胞的肿瘤，具有向体细胞分化的潜能，多含有两个或三个胚层的组织成分。

1. 成熟畸胎瘤　肿瘤呈囊性或囊实性，囊内充满皮脂样物质，囊内壁可附有毛发、牙齿等。

镜下观：肿瘤由三个胚层的各种成熟组织构成。

特殊类型：皮样囊肿、卵巢甲状腺肿。

成熟畸胎瘤多发生于青年女性，极少数可发生恶变。

2. 未成熟畸胎瘤

肉眼观：呈实体分叶状，含多个小囊腔。

镜下观：在与成熟性畸胎瘤相似的组织结构背景上，可见由未成熟的神经组织组成的原始神经管和菊形团，也可见未成熟骨和软骨组织。

第五节　乳腺疾病

一、乳腺增生性病变

（一）乳腺纤维囊性变

乳腺纤维囊性变最常见，多见于25～45岁女性，几乎50%以上成年妇女患此病。与卵巢内分泌失调有关（孕激素↓，雌激素↑↑）。

病理变化：

1. 非增生性纤维囊性变

（1）肉眼：双侧多灶小结节，界限不清，囊内含半透明液体，外观为蓝色，又称"蓝顶囊肿"。

（2）镜下：囊肿—被覆扁平上皮，亦可为柱状或立方形，间质纤维组织↑。

2. 增生性纤维囊性变　囊肿伴间质纤维组织和末梢导管及腺泡上皮增生，分为：

（1）轻度增生。

（2）旺炽性增生，癌变危险↑1.5～2倍。

（3）非典型性增生，癌变危险↑5倍。

（4）原位癌，浸润危险↑10倍。

（二）硬化性腺病

硬化性腺病是增生性纤维囊性变的少见类型。

特点：小叶末梢导管上皮、肌上皮、间质纤维组织增生，致终末导管腺泡数目增多，小叶体积增大，轮廓尚存。纤维组织增生，腺泡受压扭曲，病灶周围腺泡扩张。

二、乳腺纤维腺瘤

乳腺纤维腺瘤是乳腺最常见良性肿瘤，20～30岁多发。

大体：圆形或卵圆形结节、界清，切面呈灰白色，质韧。

镜下：纤维间质和腺体增生，腺体受挤压呈裂隙状，间质疏松。

三、乳　腺　癌

乳腺癌居女性恶性肿瘤的第二位，多见于40～60岁，好发于外上象限。多起源于导管上皮，少数来自小叶终末导管。

1.病理变化

（1）非浸润性癌

1）导管内原位癌

发生部位：乳腺小叶终末导管。

特点：癌细胞局限于扩张的导管内，导管基膜完整。

A.粉刺癌：导管内癌变中心处坏死、钙化，挤压时溢出，状如皮肤粉刺。导管周围间质纤维组织增生、慢性炎细胞浸润。

B.非粉刺导管内癌：实性、乳头状、筛状排列、癌细胞小、形态规则。

发生部位：乳腺小叶末梢导管和腺泡。

特点：小叶轮廓存在，末梢导管及腺泡高度扩张，充满实性排列的癌细胞，癌细胞小，大小一致，未突破BM。（30%病例）多中心性，双侧乳腺发生。

2）乳头 Paget 病：导管内癌浸润→乳头、乳晕皮肤的表皮，表皮内出现大、胞质透明的肿瘤细胞。乳头和乳晕表面可见渗出和表浅溃疡形成—湿疹样癌。

（2）浸润性癌

1）浸润性导管癌：占 70% 左右，灰白质脆、界不清，晚期乳头下陷、橘皮样外观、皮肤溃疡。癌细胞排列成巢状、团索状或伴少量腺样结构，常向纤维间质内浸润。

2）浸润性小叶癌：占 5%～10%，小叶原位癌浸润间质。肿瘤细胞呈单行串珠状、细条索状浸润于纤维间质之间，或环形排列在导管周围。

3）特殊类型的浸润性癌

① 髓样癌。

② 腺癌，又称小管癌，主要由腺管样结构组成，预后良好。

③ 黏液癌，多见于老年人，预后较好。

2. 转移

1）直接蔓延→→周围脂肪组织、胸大肌和胸壁。

2）淋巴道转移：最常见的转移途径，早期可发生腋窝淋巴结转移，后转移至锁骨上、下 LN，纵隔 LN（内上象限的癌肿）'，有时也通过淋巴道转移至对侧乳腺。

3）血道转移：晚期可转移到肺、骨、脑、肝等。

模拟试题测试，提高应试能力

一、名词解释

1. 子宫颈癌   2. 绒毛膜癌   3. 前列腺癌

二、选择题（以下每一考题下面有 A、B、C、D、E 5 个备选答案，请从中选一个最佳答案）

1. 前列腺增生症常发生在（　　）

A. 后叶   B. 前叶   C. 中叶   D. 侧叶   E. 整个前列腺

2. 诊断绒毛膜上皮癌最可靠的依据是（　　）

A. 可见绒毛，其上皮细胞异型性大   B. 浸润子宫肌层

C. 常出血、坏死，形成暗红色结节   D. 常形成广泛转移

E. 实质由异型增生的细胞滋养层细胞及合体细胞构成

3. 良恶性葡萄胎的相同点在于（　　）

　　A. 可见胎盘绒毛组织　　B. 明显的出血坏死　　C. 侵犯子宫肌层

　　D. 发生阴道结节　　　　E. 可有远处脏器转移

4. 下列哪一项最能体现子宫颈原位癌的特征（　　）

　　A. 发生于子宫颈黏膜的上皮　　B. 是一种早期癌

　　C. 未发生转移　　　　　　　　D. 是一种基底细胞癌

　　E. 上皮全层癌变，但未突破基膜

5. 下列哪一项不是葡萄胎的镜下特点（　　）

　　A. 绒毛间质血管充血　　　　　　B. 绒毛间质高度水肿

　　C. 绒毛膜的滋养叶上皮细胞增生　　D. 绒毛间质血管消失

　　E. 绒毛膜滋养叶上皮细胞可出现不同程度的不典型增生

6. 子宫颈癌最常发生于（　　）

　　A. 子宫颈外口　　　　　　B. 子宫颈内口

　　C. 子宫颈前唇　　　　　　D. 子宫颈后唇

　　E. 子宫颈管

7. 下列哪项不是慢性子宫颈炎的病变（　　）

　　A. 鳞状上皮化生　　　　　B. 慢性炎症细胞浸润

　　C. 宫颈腺囊肿形成　　　　D. 息肉形成

　　E. 常伴有真性糜烂

8. 下列哪项不是绒癌的特点（　　）

　　A. 大多与妊娠有关，高发年龄为 20～30 岁

　　B. 瘤组织出血、坏死明显

　　C. 绒毛细小，间质少

　　D. 癌细胞异型性明显

　　E. 易从血道转移到肺、阴道等

9. 下列哪一项不是葡萄胎的特征（　　）

　　A. 绒毛间质血管扩张充血　　B. 绒毛间质血管消失

　　C. 绒毛滋养叶上皮细胞增生　　D. 绒毛间质高度水肿

　　E. 不侵犯子宫深肌层

10. 乳腺单纯癌是指（　　）

　　A. 分化好的癌　　　　　　B. 预后好的癌

C. 恶性程度低的癌　　　　　　　　D. 较晚发生转移的癌

E. 分化较差的癌

11. 下列哪一种肿瘤属恶性肿瘤（　　）

　　A. 淋巴管瘤　　　　　　　　　　B. 皮样囊肿

　　C. 无性细胞瘤　　　　　　　　　D. 葡萄胎

　　E. 骨母细胞瘤

12. 乳腺癌最常发生的部位是（　　）

　　A. 外上象限　　　　　　　　　　B. 内上象限

　　C. 外下象限　　　　　　　　　　D. 内下象限

　　E. 乳头部

13. 关于子宫颈癌的描述下列错误的是（　　）

　　A. 子宫颈癌是女性生殖系统中最常见的恶性肿瘤

　　B. 好发于子宫颈管外口

　　C. 早期浸润癌一般肉眼不能判断，常误诊为宫颈糜烂

　　D. 子宫颈原位癌累及腺体属早期浸润癌

　　E. 部分子宫颈原位癌可长期不发生浸润，个别病例甚至可以自行消退

14. 下列哪项不是乳腺癌的特征（　　）

　　A. 好发于乳腺外上象限　　　　　B. 其发生可能与雌激素有关

　　C. 居女性恶性肿瘤第一位　　　　D. 浸润性导管癌最常见

　　E. 多发于绝经前后

15. 绒癌最常转移到（　　）

　　A. 阴道　　　B. 肝　　　C. 肾　　　D. 肺　　　E. 脑

16. 恶性葡萄胎与绒毛膜癌的主要区别是（　　）

　　A. 上皮高度增生有异型性　　　　B. 侵犯肌层和血管

　　C. 有葡萄状物　　　　　　　　　D. 有出血、坏死

　　E. 有阴道转移结节

17. 下列可引起 HCG 含量升高的情况哪项除外（　　）

　　A. 妊娠妇女　　　　B. 葡萄胎　　　　C. 子宫颈癌

　　D. 绒毛膜癌　　　　E. 浸润性葡萄胎

18. 绒毛膜癌的病理特点哪项除外（　　）

　　A. 滋养层上皮细胞增生　　　　　B. 肿块中大量出血

C. 肿块有坏死　　　　　　　　　　D. 有绒毛结构

E. 易发生血道转移

19. 乳腺的典型髓样癌，镜下病理变化为（　　）

A. 癌实质和间质都很少　　　　　　B. 癌实质少，间质多

C. 癌实质和间质都很多　　　　　　D. 癌实质多，间质少

E. 癌实质无变化，间质少

20. 乳腺癌最常发生于乳房的（　　）

A. 外上象限　　　　　B. 外下象限　　　　　C. 内上象限

D. 内下象限　　　　　E. 中央部

三、问答题

简述子宫颈癌的病理变化及扩散途径。

第十章

传 染 病

【学习内容提炼，涵盖重点考点】

第一节 结 核 病

一、概 念

结核病（tuberculosis）是一种由结核杆菌引起的常见慢性传染病。病理特征是形成肉芽肿性病变——结核结节。全身各器官均可发病，但肺结核最为多见。临床上常有低热、盗汗，食欲缺乏、消瘦和红细胞沉降率加快。

二、病因及发病机制

对人有致病作用的结核杆菌主要是人型结核杆菌，少数是牛型。结核杆菌菌体含脂质、蛋白、多糖类三种成分。结核杆菌的致病力，主要与脂质有关，特别是糖脂的衍生物——索状因子更为重要，对组织和细胞有强烈的损伤作用。

本病以呼吸道传染为主，吸入带结核杆菌的微滴可以造成肺部感染；其次食入带菌的食物可经消化管感染；病菌经皮肤、黏膜伤口感染者极少见。

结核杆菌数量和毒力的大小以及机体的反应性（尤其是免疫力和变态反应）在本病发病机制中起重要作用。但两者消长则取决于结核菌数量和毒力的大小以及机体抵抗力等因素。年龄、营养状况、有无全身性疾病（尤其矽肺、糖尿病、细胞免疫缺陷、先天性心脏病）等均有影响。卡介苗接种是目前预防结核病的一种有效办法。

三、基本病理变化

1. 渗出性病变　当细菌数量多，机体的免疫力低和变态反应明显时，常出现渗出性病变，多发生在疾病早期或病变恶化时；好发于肺、浆膜、滑膜、脑膜的结核杆菌感染，渗出的成分主要是浆液和纤维素，早期有中性粒细胞浸润，但很快被巨噬细胞所取代，严重时还有大量红细胞漏出。渗出病变不稳定，可完全吸收，也可转变为以增生为主的病变；当变态反应剧烈时，大片渗出性病变迅速坏死，转为变质为主的病变。

2. 增生性病变　当细菌量少、毒力低、免疫力强时，发生增生性病变。病变最初是局部中性粒细胞浸润，很快即被巨噬细胞取代。巨噬细胞呈多角形、胞质丰富、境界不清、连接成片的上皮样细胞。有时多个上皮样细胞融合在一起，或上皮样细胞的胞核经多次分裂而胞质未分开则形成Langhans巨细胞。这种上皮样细胞、郎汉斯巨细胞加上外围致敏的T淋巴细胞等常聚集成结节状，构成结核性肉芽肿，又称结核结节，为结核病的特征性病变。单个结核结节肉眼不易看到，几个结节融合成较大结节时，肉眼才能见到，为灰白色、粟粒大小、境界清楚的病变，干酪样坏死多时呈现淡黄色。

3. 变质性病变　当细菌数量多、毒力强、机体免疫力低下或变态反应强烈时，上述增生、渗出病变均可发生干酪样坏死。坏死组织可较长时期保持凝固状态而不被液化。新鲜的干酪样坏死灶内含有结核杆菌，但却成为细菌播散的来源，也是造成恶化的原因。

以上三种基本病理变化往往同时存在，但随着病变的慢性经过，可互相转化。

四、结核病的转归

1. 吸收、消散　渗出性病变的主要愈合方式——可通过淋巴管，微静脉吸收。细小的干酪样坏死及小范围的增生病变也可有吸收的机会。如发生在肺，X线检查时渗出性病变为边缘模糊的絮状阴影，随着渗出物吸收，阴影缩小以至消失。

2. 纤维化、钙化　X线检查为边缘清楚、密度增大的阴影；钙化灶为密度极大、境界清晰的阴影。

3. 浸润进展　当疾病恶化时，在原有病灶周围发生渗出性病变，随之转为干酪样坏死，在此基础上周围又出现新的渗出和坏死，如此反复进行，使病灶进一步扩大。X线检查为原有病灶周围出现模糊的絮状阴影，如有干酪样坏死出现，则该处密度增高。

4. 液化播散　干酪样坏死可液化——通过自然管道排出——局部留下空洞，并可进一步播散。X线检查空洞部位出现透亮区，空洞以外部位有深浅不一的阴影，即是播散病灶。液化灶内结核杆菌也可通过淋巴管和血道播散到全身。

五、类型和病理变化

（一）肺结核病

结核杆菌最常见的传播途径是由呼吸道侵入人体，所以肺是发生结核病最多见的部位。由于机体对初次感染和再次感染结核杆菌的反应性不同，因而肺部病变的发生、发展也不相同，故将肺结核分为原发性和继发性两大类。

1. 原发性肺结核病　机体第一次感染结核杆菌所引起的肺结核称原发性肺结核病（primary pulmonarytuberculosis）。多见于儿童，少见于成人，故又称儿童型肺结核病。

（1）病理变化：结核杆菌随空气吸入而到达通气良好的支气管系统的末端，所以病变常出现于肺叶的边缘区，即靠近胸膜处，一般只有1个，以右肺上叶下部、下叶上部为多见，称原发病灶，并迅速侵入局部引流淋巴管，到达所属肺门或纵隔淋巴结，引起结核性淋巴管炎和淋巴结炎，肺的上述原发病灶、肺门淋巴结干酪样坏死、引流淋巴管炎三者合称为原发综合征，为原发性肺结核病的病理形态特征。X线检查时显示哑铃状病灶阴影。

原发性肺结核病多有明显症状，少数感染者可出现低热、盗汗、食欲减退、消瘦等全身症状，而少有呼吸道症状，患儿结核菌素试验阳性。

（2）病变的转归

1）愈合：吸收或愈合（纤维化和钙化）。

2）恶化：少数患儿由于营养不良或同时患有其他传染病（如麻疹、百日咳、感冒）使病情恶化，肺内和肺门的病灶日益扩大，并通过淋巴道、血道和支气管播散。此时临床出现较为明显的中毒症状，如发热、咳嗽、盗汗、食欲缺乏、消瘦等。

①淋巴道播散：肺门淋巴结的结核杆菌，可沿淋巴管蔓延到气管支气管旁、纵隔、锁骨下和颈部淋巴结，也可逆行至腹膜后、腋下、腹股沟等淋巴结，引起病变。初期淋巴结肿大，结核结节形成，以后往往发生干酪样坏死，淋巴结互相粘连成团、成串。病变经适当治疗可出现纤维包裹和钙化而愈合，重者干酪样坏死液化，并穿破局部皮肤，形成经久不愈的窦道。

②血道播散：肺部或淋巴结的干酪样坏死可腐蚀血管壁，细菌侵入血流；或经淋巴管由胸导管入血。血道播散多为原发性肺结核病的播散方式。血道播散可引起以下两型结核病：A.全身粟粒性结核病：当机体免疫力极差时，大量细菌短期内侵入肺静脉及其分支，则可引起急性全身粟粒性结核病，病理特点是全身各器官如肺、肝、肾、脑和脑膜、腹膜等处密布大小一致、灰白色、粟粒大小的结核病灶，每个粟粒病灶常由几个结核结节组成，可进一步发生干酪样坏死。B.肺粟粒性结核病：急性患者常为全身性粟粒结核病的一部分，但有时病变也可仅局限于肺内，此系支气管周围及纵隔淋巴结干酪样坏死破入附近静脉（如无各静脉等）回右心、或液化物随淋巴液在静脉角再注入血液回右心，经肺动脉而播散于两肺所致。本病的形态变化及临床表现与全身粟粒性结核病相同。

③支气管播散：原发综合病灶的干酪样坏死扩大和液化后侵及附近的支气管，细菌经支气管播散于肺内，可形成小叶或大叶分布的干酪性肺炎。

2. 继发性肺结核病　是指人体再次感染结核杆菌而发生的肺结核病。因主要见于成年人故又称成人型肺结核病。其感染来源有二：一是内源性感染，即细菌从体内原有病灶（原发性肺结核或肺外结核）经血道播散至肺尖，形成潜伏性病灶，当机体抵抗力下降时，病灶活动而成继发性肺结核病；二是外源性感染，即细菌由外界再次侵入肺内而发病，但较少见。

由于继发性肺结核病时机体对结核杆菌已产生一定的免疫力，故病变一般能局限在肺内；肺门淋巴结一般不受累；很少发生血道播散；病变性质常趋向增生，但病程较长、病情比较复杂，时好时坏，导致新旧病变交替。

继发性肺结核病根据其病变特点和病程经过，分为以下几个主要类型。

（1）局灶型肺结核：多为继发性肺结核的早期病变。病变位于肺尖，尤以右肺尖常见，大小为0.5～1cm，由1个或数个以增生为主的结核病灶组成，中心可有干酪样坏死。X线显示肺尖部单个或多个境界清楚的结节状阴影。

少数病人在抵抗力降低时，可发展为浸润型肺结核。

（2）浸润型肺结核：成人肺结核中最常见的类型，也往往由此型开始发展为继发性肺结核的其他类型。病变多发生在肺尖和锁骨下区，以右肺为多见，最初以渗出性病变为主，病灶中央伴不同程度的干酪样坏死，病灶形状不规则，境界一般不清楚，范围较局灶型肺结核大。X线下见边缘模糊的絮状阴影，如有进展，则在锁骨下区阴影扩大，出现小片状阴影。患者以青年为主，常有低热、盗汗、疲乏、食欲缺乏，有的出现咯血症状。如细菌伴随坏死组织向外排出，即谓开放性肺结核病。在靠近胸膜的急性空洞也可穿破肺膜引起自发性气胸；如有液化的干酪样坏死同时进入胸腔，则发生结核性脓气胸。空洞若经久不愈，则液化的干酪样坏死物质继续不断地经支气管排出，肺内发生更多的播散病灶，可发展为慢性纤维空洞型肺结核。浸润型肺结核伴空洞的X线表现多为锁骨下区边缘模糊的不规则阴影中出现透亮区。

（3）结核球：球形干酪样坏死病灶由纤维组织包裹，直径在2cm以上称结核球。多位于肺的上叶，一般为单个。当机体抵抗力下降时，病灶可恶化进展，干酪样坏死扩大、液化，纤维包膜破溃，并可与支气管连通，引起支气管播散和空洞形成。

（4）干酪性肺炎：在机体抵抗力很弱和对结核杆菌的变态反应过强时，浸润型肺结核很快恶化，病灶扩大，形成干酪性肺炎；或由急性或慢性空洞内的干酪样坏死物质通过支气管播散所致。病变处为渗出性改变和干酪样坏死，X线检查可见有大小不等、密度不均的实变阴影。干酪性肺炎常有严重的全身中毒症状如高热、寒战、呼吸困难，病情进展迅速，预后很差。

（5）慢性纤维空洞型肺结核：此型多在浸润型肺结核急性空洞的基础上经久不愈发展而来。病理改变有两个明显的特征：一是有厚壁空洞形成；二是空洞内或其他部位的干酪样坏死液化物不断通过支气管在肺内播散，不断出现新病变，加上老病灶的增生性改变及纤维化，形成新旧不一、大小不等的病灶破坏肺组织。病变自上而下呈不规则分布，空洞壁厚可达1cm左右，洞壁内层为干酪样坏死，中层为结核性肉芽组织，最外层为纤维组织。

（6）结核性胸膜炎：可发生于原发性和继发性肺结核病的各个时期，多见于儿童或青年人，病变性质为浆液纤维素性炎或增生性炎。按病变性质可将结核性胸膜炎分为渗出性和增生性两种。

1）渗出性结核性胸膜炎：此型较常见，渗出物以浆液为主，纤维素渗出相对少，浆液渗出可导致胸腔积液，为草黄色渗出液，若伴有大量红细胞漏出，则为血性。

2）增生性结核性胸膜炎：是由肺膜下结核病灶直接蔓延至胸膜所引起，以增生性病变为主，可有纤维素渗出，很少有胸腔积液。

（二）肺外器官结核病

肺外器官结核病多为原发性肺结核的结核杆菌，经血道和淋巴道播散到肺外器官，经若干年潜伏后，再繁殖并产生病变。继发性肺结核病引起的肺外结核病少见。此外，肠和皮肤也是结核病的好发部位。肺外结核病的基本病变与肺结核病相同，多数只限于1个器官，呈慢性经过。

1. **肠结核病** 包括原发性和继发性肠结核病两型，前者很少见。常见于小儿，多因饮用含牛型结核杆菌的牛奶而引起。其病变与肺结核的原发综合征相似，称肠原发综合征（包括肠内原发灶、结核性淋巴管炎和肠系膜淋巴结结核）。

大多数肠结核病是继发性的，见于活动性肺结核病伴空洞形成的病人，因咽下大量含菌痰液所致。病变好发于回盲部，因该处淋巴组织丰富，细菌易于入侵，加上此处肠内容物停留时间较长，接触细菌机会较多之故。按病变不同特点，有溃疡型和增生型之分。

2. **结核性腹膜炎** 通常由肠结核、肠系膜淋巴结结核、输卵管结核直接蔓延而来。也可为急性全身粟粒性结核病的一部分，按病变性质可分为干性和湿性两型。

3. **结核性脑膜炎** 多见于儿童，由原发性肺结核病灶经血道播散而成；在成人，除肺结核血道播散外，也见于肺外结核（泌尿生殖道、骨关节结核病等）的血道播散。

病变以脑底部（如脑桥、脚间池、视神经交叉等处）的软脑膜和蛛网膜以及蛛网膜下隙为最严重。可见蛛网膜下隙积聚的大量渗出物为浆液、纤维素、巨噬细胞和淋巴细胞，呈灰黄色、混浊而黏稠（病变部还可见细小的灰白色结核结节，或有淡黄色干酪样坏死物。当渗出物压迫、损害局部脑神经（如视神经、动眼神经、面神经）时则引起相应的脑神经损害症状。检查脑脊液压力增高，淋巴细胞增多，糖和氯化物减少，并可查见结核杆菌。

4.肾结核病　泌尿系统结核多由肾结核开始,常为单侧性,主要由原发性肺结核血道播散而来,其次为骨、关节、淋巴结、肠管的结核病灶血道播散的结果。病变大多开始于皮质与髓质交界处或在乳头体处,由初期的结核性肉芽肿形成而发展为干酪样坏死,一方面向皮质扩展;另一方面坏死物破入肾盂,形成空洞。随着干酪样坏死病变扩大,肾内可形成多数空洞,空洞内壁附着灰白色或灰黄色干酪样坏死物,严重时整个肾组织遭广泛破坏,仅剩包膜及包膜下少量肾组织。由于干酪样坏死被液化,尿液中多有大量结核杆菌,致使输尿管、膀胱相继受累,也可逆行至对侧输尿管和肾,临床上可出现尿频、尿急、尿痛等膀胱受刺激的症状,因肾实质血管破坏而有血尿;大量干酪样坏死物排出时可形成"脓尿"。结核病变影响到肾周围组织时则有腰胀、腰痛。

5.生殖系统结核病　男性生殖系统结核病主要发生在附睾,细菌多由泌尿系结核直接蔓延而来。附睾肿大变硬,常与阴囊壁粘连,可见干酪样坏死,坏死物液化后可破出阴囊皮肤,形成窦道。女性主要发生在输卵管,多由肺结核病灶内的细菌通过血道播散而来;男女生殖系统结核是造成不孕的原因之一。

6.骨与关节结核病

(1)骨结核:以脊椎骨、长骨骨骺、指骨最多见。病变常起始于骨松质及骨髓,再扩大。按病变性质分为两型:①干酪样坏死型以骨质破坏占优势,多形成死骨,坏死物液化后可在骨旁出现结核性"脓肿",由于这种"脓肿"实际上是干酪样坏死,没有红、痛、热,故称"冷脓肿"。②增生型主要形成结核性肉芽组织,较上型少见。病变造成脊柱后凸畸形(驼背),进而可压迫脊髓,引起截瘫。

(2)关节结核:多继发于骨结核。

第二节　伤　　寒

一、病因和发病机制

(一)病因

伤寒杆菌:胆汁培养基生长较好(胆汁内脂类、色氨酸)。

传染源：患者和带菌者。

伤寒杆菌的致病性：

抗原性—菌体 O 抗原，鞭毛 H 抗原，表面 Vi 抗原，肥达反应（血清凝集素反应）。

内毒素：由菌体裂解产生，可引起心肌、骨骼肌细胞变性、坏死。刺激迷走神经兴奋性增高，使患者出现缓脉和重脉。

（二）发病机制

病程经过为 4～6 周（自然发展过程）；潜伏期为 10 天。

（三）病理变化

1. 伤寒病的基本病变　以全身单核吞噬细胞系统的巨噬细胞反应性增生为特点，形成以伤寒肉芽肿为特征的急性增生性炎症。

伤寒细胞：吞噬了伤寒杆菌、淋巴细胞、红细胞、细胞碎片的巨噬细胞。

伤寒小结（或伤寒肉芽肿）：伤寒细胞聚集成团形成的局限性增生性炎症。

2. 肠道病变：肠伤寒。

部位：回肠下段的集合和孤立淋巴小结。

（1）髓样肿胀期：发病后 1 周。

淋巴组织肿胀、突出于黏膜表面，呈脑回状。

（2）坏死期：发病后第 2 周。

淋巴组织内多灶坏死。原因：缺血，变态反应。

（3）溃疡期：淋巴组织坏死脱落，溃疡形成，溃疡长轴与肠管长轴平行。溃疡可深及肌层，引起穿孔，累及动脉，严重时可出血。

（4）愈合期：发病后第 4 周。

肉芽组织增生，上皮修复，淋巴组织再生，形成圆形和纵行瘢痕。

粪便培养在病程第 2～5 周均为阳性。

3. 其他单核吞噬细胞系统器官　肠系膜淋巴结、脾、肝、骨髓等，形成伤寒肉芽肿和坏死。

4. 其他器官

（1）胆囊：临床痊愈后，胆汁中仍可有细菌，可终生带菌。

（2）心脏：中毒性心肌炎，迷走神经兴奋性增高，出现相对缓脉。

（3）肌肉：膈肌、腹直肌凝固性坏死。
（4）皮肤：浅红色小丘疹（玫瑰疹，在第2周），胸、腹、躯干较多。

（四）临床表现

持续高热（稽留热），相对缓脉；淋巴结肿大、脾肿大，血中白细胞总数减少（骨髓单核细胞增生，中性、嗜酸粒细胞增生障碍）。

（五）合并症

1. 肠出血　第2～3周。
2. 肠穿孔　第3周。
3. 小叶性肺炎。

第三节　细菌性痢疾

细菌性痢疾是常见的肠道传染病，夏秋多发，儿童及青年多见，以腹痛、腹泻、脓血便、里急后重为主要临床表现。

一、病因和发病机制

（一）病原体和传播途径

痢疾杆菌：四群。产生内毒素，志贺菌还产生外毒素，且毒力最强，经口传播。

（二）发病机制

细菌数量，细菌毒力，机体的抵抗力：疲劳、暴饮暴食。

二、病理变化

（一）急性细菌性痢疾

病变主要累及直肠、乙状结肠。
早期：急性卡他性炎，黏膜充血、水肿、点状出血、黏液分泌亢进。

进展：化脓性纤维素性炎，黏膜坏死，糜烂、溃疡、渗出形成典型的假膜性炎。

临床：腹痛、腹泻、脓血便、里急后重。

毒血症的全身症状：发热、头痛、乏力等，血培养呈阴性。

由于炎症局限于黏膜下层，不引起肠狭窄。

（二）中毒性细菌性痢疾

1. 起病急，以全身中毒症状为主，肠道病变轻。
2. 肠道病变以集合、孤立淋巴小结增生为特点，称为滤泡性肠炎。
3. 2～7岁儿童多见，致病菌以毒力较低的福氏痢疾杆菌和宋内痢疾杆菌多见。

（三）慢性细菌性痢疾

病程超过2个月，可迁延数年。以福氏痢疾杆菌多见。慢性溃疡和黏膜息肉状增生为其特点。病变时间长时肠壁增厚，甚至肠腔狭窄。

第四节 阿米巴病

一、病因及发病机制

溶组织阿米巴原虫
滋养体：致病型病原体。
包囊：感染型病原体。

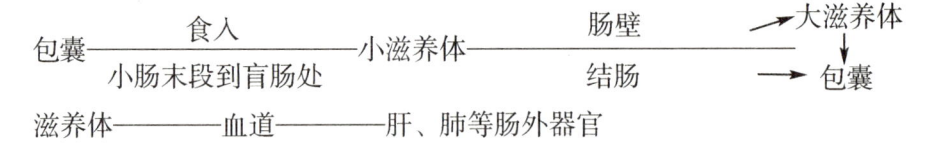

```
包囊 ──食入──→ 小滋养体 ──肠壁──→ 大滋养体
      小肠末段到盲肠处         结肠 ──→ 包囊

滋养体 ────血道──── 肝、肺等肠外器官
```

二、病理变化及临床特点

（一）肠阿米巴病（阿米巴痢疾）

肠阿米巴病由溶组织阿米巴寄生于大肠组织内所致，临床上有痢疾表现，

故常称其为阿米巴痢疾。

病变部位主要在盲肠、升结肠，其次为乙状结肠和直肠，严重时可累及整个结肠和回肠末端。基本病变为以组织溶解液化性坏死为主的变质性炎。

1. 急性期　液化性坏死，炎症反应轻，烧瓶状溃疡、滋养体（20～40μm）。

2. 慢性期　坏死、溃疡、肉芽组织、瘢痕并存；黏膜息肉、肠壁狭窄。

（二）肠外阿米巴病

"脓肿"形成，常见于肝、肺、脑。

肝脓肿：1.8%～10%；80%见于右叶，单个；肉眼：破絮状，咖啡色；光镜：阿米巴滋养体。

第五节　血吸虫病

血吸虫病是由于血吸虫寄生于人体而引起的地方性传染病。在我国主要由日本血吸虫引起。

一、病因及发病机制

血吸虫：埃及血吸虫（非洲北部）；曼氏血吸虫（拉丁美洲、非洲中部），日本血吸虫（亚洲，包括我国）。

二、基本病理改变

血吸虫发育阶段中的尾蚴、童虫、成虫及虫卵等均可引起病变，但以虫卵引起的病变最严重，危害也最大。

1. 尾蚴性皮炎　急性，红色小丘疹，真皮充血、水肿、出血，中性粒细胞、嗜酸粒细胞、单核细胞浸润。

2. 成虫

（1）成虫代谢物：单核吞噬细胞系统功能增强，脾大、贫血，嗜酸粒细胞增多；吞噬红细胞—色素沉着。

（2）死亡虫体—静脉炎、静脉周围炎、嗜酸性脓肿。

3. 虫卵　主要在大肠壁（乙状结肠、直肠等）和肝脏，基本病变是虫卵结节形成。细胞和体液免疫均参加,细胞免疫过程起主导作用,Ⅲ型变态反应也可能参与。

(1)急性虫卵结节:中央常有一个或几个成熟虫卵,周围为以嗜酸粒细胞为主的炎性细胞浸润以及颗粒状坏死物质和大量嗜酸粒细胞浸润,病变似脓肿,又称为嗜酸性脓肿。随后,肉芽组织增生,出现呈放射状排列的类上皮细胞层,构成晚期急性虫卵结节。

(2)慢性虫卵结节:由类上皮细胞、异物巨细胞和淋巴细胞(假结核结节)组成。结节发生纤维化,其中的卵壳碎片及钙化死卵可长期残留。

三、主要器官病变

1. 结肠 全部大肠,尤其以乙状结肠及直肠为最显著,黏膜及黏膜下层虫卵堆积;浅溃疡;多发性息肉,肠壁纤维化,易癌变——年龄轻,肠道血吸虫病严重。

2. 肝脏 门静脉分支虫卵栓塞、静脉内膜炎、血栓形成;汇管区虫卵结节、纤维化——血吸虫性肝硬变。

3. 脾脏 巨大(1000~4000g),脾功能亢进,含铁结节、梗死。

4. 肺 多个急性虫卵结节,其虫卵主要是通过门-腔静脉之间的吻合支而来。结节周围肺泡出现炎性渗出物。X线检查类似肺粟粒性结核病。

5. 脑 大脑顶叶、额叶及枕叶——急性虫卵结节形成及胶质细胞增生。临床上常出现类似脑炎的症状。虫卵进入脑的途径,现多认为系从肺进入动脉血流而入脑内。

模拟试题测试,提高应试能力

一、名词解释

1. 结核结节   2. 原发综合征   3. 结核球   4. 伤寒肉芽肿
5. 假结核结节   6. 嗜酸性脓肿

二、选择题(以下每一考题下面有A、B、C、D、E 5个备选答案,请从中选一个最佳答案)

1. 关于肺结核病的叙述,下列错误的是(　　)

A. 肺结核病分为原发性和继发性两类

B. 以呼吸道传播为主

C. 原发综合征包括原发灶、结核性淋巴管炎和肺门淋巴结结核

D. 继发性肺结核病的病变多以增生性病变为主

E. 肺上叶空洞主要发生于原发性肺结核病的基础上

2. 结核结节的成分不包括（　　）

　　A. 类上皮细胞　　　　　B. 朗汉斯巨细胞　　　　C. 朗格汉斯细胞

　　D. 淋巴细胞　　　　　　E. 纤维母细胞

3. 关于继发性肺结核病，下列叙述不正确的是（　　）

　　A. 病变多从肺尖开始　　　　　　　　B. 肺门淋巴结一般无明显病变

　　C. 病变在肺内蔓延主要经血道传播　　D. 形成空洞较原发性肺结核病多见

　　E. 病程较长，新旧病变交杂存在

4. 原发性肺结核病的转归应除外（　　）

　　A. 98%的患者可自然痊愈

　　B. 小病灶可完全吸收或纤维化

　　C. 较大的干酪样坏死灶发生纤维包裹和钙化

　　D. 被包裹、钙化的干酪样坏死灶中结核菌均死亡

　　E. 营养不良或患其他传染病可使病变恶化

5. 肺结核球的特点应除外（　　）

　　A. 为孤立、界清、有纤维包裹的干酪样坏死灶

　　B. 由于抗结核药物的广泛应用，目前已很少见到

　　C. 为相对静止的病变，临床上多无症状

　　D. 可发生病灶扩大，形成空洞和经支气管播散

　　E. 抗结核药物不易发挥作用，临床上多采取手术切除

6. 关于脊柱结核，下列叙述不正确的是（　　）

　　A. 脊柱结核在骨结核中最为常见　　　B. 多侵犯第10胸椎至第2腰椎

　　C. 病变起于椎间盘，继而破坏椎体　　D. 可造成脊柱后凸畸形

　　E. 病变侵犯软组织可形成结核性脓肿

7. 结核病的基本病变属于（　　）

　　A. 急性增生性炎　　　　B. 纤维蛋白性炎　　　　C. 化脓性炎

　　D. 变质性炎　　　　　　E. 特殊性炎

8. 结核菌菌体具有抗原性的成分是（　　）
   A. 蛋白质　　　　　B. 脂质　　　　　C. 多糖类
   D. 内毒素　　　　　E. 外毒素

9. 关于肺原发综合征的叙述，下列正确的是（　　）
   A. 原发病灶由典型的结核结节融合而成
   B. 肉眼观察其淋巴管炎呈明显串珠状
   C. 原发灶常位于肺通气不良的部位
   D. 原发灶常是多灶性渗出性病变
   E. 肺门淋巴结的干酪样坏死更显著

10. 从有传染性角度来看，开放性肺结核病主要是指（　　）
    A. 慢性纤维空洞型肺结核　　　　　B. 急性粟粒性肺结核
    C. 慢性粟粒性肺结核　　　　　　　D. 局灶型肺结核早期
    E. 浸润型肺结核早期

11. 关于继发性肺结核病的叙述，下列正确的是（　　）
    A. 病变主要发生在中、下肺部　　　B. 不易形成慢性空洞
    C. 肺门淋巴结病变明显　　　　　　D. 大咯血可引起窒息死亡
    E. 无需治疗，大多能自然痊愈

12. 女性生殖系统结核病最常见的是（　　）
    A. 子宫颈结核　　B. 子宫内膜结核　　C. 阴道结核
    D. 卵巢结核　　　E. 输卵管结核

13. 男性生殖系统结核中，有明显临床症状的主要是（　　）
    A. 附睾结核　　　B. 睾丸结核　　　C. 精囊结核
    D. 前列腺结核　　E. 输精管结核

14. 影响结核病的发生发展最重要的因素是（　　）
    A. 感染数量多的结核菌　　　　　　B. 感染毒力强的结核菌
    C. 菌量及毒力大小和机体的反应性　D. 机体免疫功能较弱
    E. 机体变态反应强烈

15. 在结核病的免疫反应中，起主要作用的细胞是（　　）
    A. T淋巴细胞　　B. B淋巴细胞　　C. 浆细胞
    D. 巨噬细胞　　　E. 树突状细胞

16. 关于结核结节的叙述，下列正确的是（　　）

A. 结核结节是在体液免疫的基础上形成的

B. 菌量多、毒力强、机体抵抗力强时出现

C. 结节中央一定有干酪样坏死

D. 类上皮细胞由巨噬细胞转变而来

E. 多个纤维母细胞可融合形成朗汉斯巨细胞

17. 结核病基本病变的转归中，最好的方式是（　　）

　　A. 吸收消散　　　B. 纤维化　　　　　C. 纤维包裹和钙化

　　D. 病灶扩大　　　E. 溶解播散

18. 关于全身粟粒性结核病的叙述，下列正确的是（　　）

A. 因干酪样坏死破溃入支气管所引起

B. 肉眼见各器官密布粟粒大小的结节病灶

C. 镜下均为典型结核结节

D. 临床上常无明显结核中毒症状

E. 一旦发生，死亡率达100%

19. 继发性肺结核病的特点是（　　）

A. 病变常位于肺上叶下部或下叶上部通气良好的部位

B. 肺门淋巴结常有明显干酪样坏死

C. 病变在肺内主要经受累的支气管播散

D. 空洞形成比原发性肺结核病少见

E. 随着机体免疫力增强，常迅速痊愈

20. 关于慢性纤维空洞型肺结核的叙述，下列正确的是（　　）

A. 一种少见的继发性肺结核

B. 多由浸润型肺结核急性空洞经久不愈发展而来

C. 空洞多位于肺下叶

D. 病变单一，肺组织破坏不明显

E. 不影响肺的功能

21. 关于干酪样肺炎的叙述，下列正确的是（　　）

　　A. 是一种大叶性肺炎　　　　　　　　B. 是一种小叶性肺炎

　　C. 是继发性肺结核病的一种类型　　　D. 是肺的纤维素性炎症

　　E. 是肺的浆液纤维蛋白性炎症

22. 关于溃疡型肠结核病变的叙述正确的是（   ）

    A. 结肠肝曲为好发部位   B. 溃疡呈圆形或椭圆形，边缘整齐
    C. 溃疡其长径与肠轴垂直   D. 溃疡底部仅有少许浆液渗出
    E. 溃疡愈合时极少形成肠腔狭窄

23. 肠伤寒病灶多见于回肠末端的主要原因是（   ）

    A. 伤寒杆菌在回肠最易繁殖
    B. 回肠壁有丰富的淋巴组织
    C. 回肠碱性环境有利于细菌侵入肠壁
    D. 回肠血液供应差，不易将侵入的伤寒杆菌杀灭
    E. 以上都不是

24. 肠伤寒病变的主要部位在（   ）

    A. 回肠末端   B. 盲肠   C. 升结肠   D. 乙状结肠   E. 直肠

25. 下列肠道传染病中最易引起穿孔的是（   ）

    A. 肠结核病   B. 阿米巴痢疾   C. 肠伤寒病
    D. 细菌性痢疾   E. 肠道霉菌病

26. 伤寒病人发病后第一周内，作细菌培养易获得阳性结果的标本为（   ）

    A. 粪便   B. 尿液   C. 血液   D. 痰液   E. 胃液

27. 急性菌痢典型肠道病变是（   ）

    A. 卡他性炎   B. 假膜性炎   C. 化脓性炎
    D. 浆液性炎   E. 出血坏死性炎

28. 下列病损属第一期梅毒的是（   ）

    A. 肝树胶样肿   B. 硬腭坏死穿孔   C. 皮肤斑疹或丘疹
    D. 外生殖器硬性下疳 E. 脊髓后根和后索变性

29. 梅毒是由哪种病原体引起（   ）

    A. 霉菌   B. 病毒   C. 衣原体   D. 螺旋体   E. 支原体

30. 梅毒引起器官破坏的特异性病变是（   ）

    A. 闭塞性动脉内膜炎   B. 血管周围炎   C. 树胶样肿
    D. 干酪样坏死   E. 血管中毒性损害

31. 第二期梅毒的主要表现是（   ）

    A. 软性下疳   B. 颈部淋巴结肿大   C. 梅毒疹

D. 主动脉炎　　　　　　E. 剥脱性皮炎

32. 晚期梅毒最常侵犯（　　）

A. 心血管系统　　　　　B. 消化系统　　　　　C. 中枢神经系统

D. 周围神经系统　　　　E. 骨骼系统

33. 淋病是何种类型的炎症（　　）

A. 急性化脓性炎症　　　B. 慢性化脓性炎症　　　C. 急性变质性炎症

D. 出血性炎　　　　　　E. 浆液性炎

34. 我国目前最常见的性病是（　　）

A. 梅毒　　　　　　　　B. 淋病　　　　　　　　C. 软性下疳

D. AIDS　　　　　　　　E. 性病性淋巴肉芽肿

35. 尖锐湿疣最具特征的病变为（　　）

A. 肉眼见多个尖而细的乳头　　　B. 镜下见上皮角化不全

C. 棘层细胞明显增生、钉突延长　　D. 棘层细胞中上部有空泡状细胞

E. 细胞核大、深染，核周有空晕

36. 尖锐湿疣的病因是（　　）

A. EB病毒　　　B. Ⅱ型单纯疱疹病毒　　　C. 人乳头瘤状病毒

D. 毛霉菌　　　E. 阴道毛滴虫

37. 关于流行性乙型脑炎的叙述，下列正确的是（　　）

A. 乙脑病毒属DNA病毒

B. 有较多的中性粒细胞围血管浸润

C. 镂空筛状软化灶形成具有一定的诊断意义

D. 小胶质结节形成越多，预后越好

E. 出现脑膜刺激征基本上可排除脑炎

38. 下列哪项不是流行性乙型脑炎的病变特征（　　）

A. 早期大量中性粒细胞渗出，形成血管套

B. 神经细胞变性坏死

C. 软化灶形成

D. 胶质细胞增生

E. 病变以大脑皮质、基底核及视丘最为严重

39. 下列哪项脑脊液检查结果不提示流行性脑脊髓膜炎（　　）

A. 含大量中性粒细胞　　　B. 糖含量增高　　　C. 蛋白增多

D. 涂片找到脑膜炎双球菌　　　　　E. 脑脊液混浊、灰黄色

40. 肠阿米巴病最常发生的部位是（　　）

A. 乙状结肠和直肠　　　B. 升结肠和横结肠　　　C. 升结肠和盲肠

D. 升结肠　　　　　　　E. 乙状结肠

41. 阿米巴痢疾引起的特征性肠溃疡是（　　）

A. 地图状溃疡　　　　　B. 不规则溃疡　　　　　C. 横带状溃疡

D. 烧瓶状溃疡　　　　　E. 溃疡与肠纵轴平行

42. 肠外阿米巴病最常见的是（　　）

A. 阿米巴肺脓肿　　　　B. 阿米巴肝脓肿　　　　C. 阿米巴脑脓肿

D. 脓胸　　　　　　　　E. 膈下脓肿

43. 溶组织内阿米巴滋养体对组织的破坏主要通过（　　）

A. 与细菌的共生作用　　B. 伪足的机械运动作用　　C. 水解酶作用

D. 肠毒素作用　　　　　E. 吞噬作用

44. 引起日本血吸虫病最严重病变的是（　　）

A. 毛蚴　　　B. 成虫　　　C. 虫卵　　　D. 童虫　　　E. 尾蚴

45. 辨认血吸虫虫卵引起的假结核结节最主要的依据是（　　）

A. 上皮细胞　　　　　　B. 淋巴细胞　　　　　　C. 成纤维细胞

D. 多核巨细胞　　　　　E. 以上都不是

46. 下列哪项一般不见于阿米巴肝脓肿（　　）

A. 内容物为果酱样物质　　　　　B. 脓肿壁呈破絮状外观

C. 活检可找到阿米巴滋养体　　　D. 光镜下见大量中性粒细胞

E. 长期发热伴肝肿大

47. 日本血吸虫不会引起的病变为（　　）

A. 嗜酸性脓肿　　　　　B. 假结核结节　　　　　C. 尾蚴性皮炎

D. 窟穴状病灶　　　　　E. 静脉内膜炎及静脉周围炎

48. 血吸虫病的急性虫卵结节病变下列哪项应除外（　　）

A. Charcot-Leyden 结晶　　B. 结节中央有成熟虫卵

C. Hoeppli 现象　　　　　　D. 无结构颗粒状坏死物

E. 大量中性粒细胞浸润

49. 血吸虫病的假结核结节组成应除外（　　）

A. 类上皮细胞　　　　　B. 异物巨细胞　　　　　C. 干酪样坏死

D. 钙化虫卵　　　　　　E. 淋巴细胞

50. 关于肠慢性血吸虫病的叙述，下列不符合的是（　　）

A. 肠壁增厚变硬　　　　B. 肠腔狭窄，肠梗阻

C. 并发结肠黏液癌　　　D. 多发性小息肉

E. 粪便中易查见虫卵

51. HIV 选择性破坏（　　）

A. TS 细胞　　　B. TC 细胞　　　　C. 树突细胞

D. TI 细胞　　　E. TH 细胞

52. 构成 AIDS 发病的中心环节是（　　）

A. 严重的 TS 细胞亢进　　　B. 严重的 TH 细胞被破坏

C. 严重的 TH 细胞分化障碍　D. 严重的胸腺发育障碍

E. 严重的 T、B 细胞分化障碍

53. AIDS 最常见的传染途径为（　　）

A. 应用污染的针头作静脉注射　B. 性交接触传染

C. 输血和血制品的应用　　　　D. 母体病毒经胎盘感染胎儿

E. 经哺乳、黏膜接触等方式感染婴儿

54. AIDS 继发的 Kaposi 肉瘤，其组织起源是（　　）

A. 横纹肌细胞　　　　B. 血管内皮细胞　　　C. 血管周细胞

D. 滑膜细胞　　　　　E. 平滑肌细胞

55. AIDS 病变不包括（　　）

A. 淋巴结肿大　　B. 淋巴结内一片空虚　　　C. 恶性淋巴瘤

D. 肉芽肿病变　　E. 肺部感染

56. 患者，男，35 岁。持续高热，相对缓脉，检查发现脾肿大，白细胞减少，皮肤出现玫瑰疹。则该患者可能患有（　　）

A. 肺炎　　　　B. 肝炎　　　C. 伤寒　　　D. 肾炎　　　E. 脑膜炎

57. 患者，女，24 岁。发热，头痛，乏力，食欲缺乏和末梢白细胞增多。腹痛，腹泻，里急后重，排便次数增多。数小时后，休克。则该患者可能患有（　　）

A. 神经炎　　　　B. 肝炎　　　C. 肺炎

D. 肾炎　　　　　E. 细菌性痢疾

58. X 线检查示右肺上部有透光区，两肺有散在条索状、斑点状阴影，这位患者可以诊断为（　　）

A. 右肺结核球   B. 浸润性肺结核

C. 慢性纤维空洞型肺结核   D. 干酪样肺炎

E. 局灶型肺结核

59. 某人在病检中发现自己带有乙型脑炎病毒，则（　　）

A. 一定患有乙脑

B. 该人不可能患病

C. 该人可能患有乙脑，也可能不患有

D. 该人不具有任何患病症状

E. 以上说法都不对

60. 某婴儿前囟饱满，角弓反张，脑脊液病检中发现有病菌，则此婴儿患有（　　）

A. 乙型脑炎   B. 精神病   C. 遗传性疾病

D. 分子病   E. 流行性脑脊髓膜炎

三、问答题

1. 简述溃疡型肠结核、肠阿米巴病、细菌性痢疾的好发部位及溃疡的肉眼形态特点。

2. 简述原发性肺结核病的播散途径，以及播散后所引起的各种后果。

3. 简述结核病的基本病变及转归。

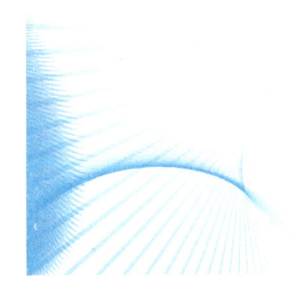

参考答案

绪　论

1～5　BCDCB　6～10　ABDDA　11～13　DAB

第一章　细胞、组织的适应、损伤及修复

1～5　DCBCA　6～10　CCBDA　11～15　CDDAB　16～20　ACBAC　21～25　DEDBD
26～30　AABDA

第二章　局部血液循环障碍

1～5　DACEB　6～10　BCACA　11～15　BEDCE　16～20　BAEEA

第三章　炎　症

1～5　ECADC　6～10　ADEDA　11～15　EDCDD　16～20　ADAAA　21～25　DCADC
26～30　ADBCC　31～35　ABDCE　36　C

第四章　肿　瘤

1～5　CBECB　6～10　BEBEA　11～15　CBABA　16～20　DABBB
21～25　EECBC　26～30　CCAAC

第五章　心血管系统疾病

1～5　ABCDB　6～10　BBEAA　11～15　ABEAE　16～20　DBCDA
21～25　DBEEA　26～30　CBACC　31　B

第六章 呼吸系统疾病

1~5 CEABC　6~10 CDBEC　11~15 EBCDC　16~20 CEECB　21~25 ABCCC　26~29 EADA

第七章 消化系统疾病

1~5 CEBDB　6~10 EDBCC　11~15 CCDBA　16~20 EDEBE　21~25 DEABE　26~30 DDBDE

第八章 泌尿系统疾病

1~5 BEBBA　6~10 AACEA　11~15 DDCCD　16~20 BCBCD　21~24 EDDA

第九章 生殖系统及乳腺疾病

1~5 CEAEA　6~10 AECAE　11~15 CADCD　16~20 CCDDA

第十章 传　染　病

1~5 ECCDB　6~10 CEAEA　11~15 DEACA　16~20 DABCB　21~25 CCBAC　26~30 CBDDC　31~35 CAABD　36~40 CCABC　41~45 DBCCE　46~50 DDECE　51~55 EBBBD　56~60 CECCE